産業医
はじめの一歩

「働く人・企業」のニーズをつかむ！
基本実務の考え方と現場で困らない対応

川島恵美、山田洋太／著

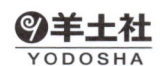
羊土社
YODOSHA

はじめに

　この本を手にとってくださり、ありがとうございます。「産業医の資格を とったけど、どうしたらいいの？」「どのように産業医として活動したらいい の？」と悩まれている先生も多いのではないでしょうか。

　この本は、臨床を中心に活躍されている先生が産業医をはじめたときに、 企業に面接に行くときや、産業医として契約先に向かう電車内で読んで、 業務の内容や産業医の役割、現場での対応を頭のなかで整理できるように 要点を抽出しました。

　本書を理解し実践した後に、ぜひ本書で紹介した先輩産業医の先生方の 良書やインターネットで検索できる公的機関のURLを参考にして、さらな る理解を深めて下さい。

　最近では"働き方改革"や"健康経営"により労働者の健康管理に注目す る企業が増えてきたことから、産業医の役割も注目されるようになりまし た。時代の流れとともに産業医に求められるニーズやスキルは変化するた め、常に求められているニーズに対応できるスキルが必要になります。

　産業医はけっして楽で華やかな仕事ではなく、「働く人や企業を支える サポーター」であり、縁の下の力持ちで地道な仕事です。産業医の醍醐味は 辛抱強く、じっくりと向き合わなければ感じることはできません。そのた めにはベースのスキルとなる産業医術が必須です。本書で基本となる産業 医術をマスターすれば、多様化するニーズにも慌てず自信をもって対応す ることできるでしょう。そしてこの産業医術は、臨床や研究現場でも応用 でき、AIの進歩がどんなに進んでも、けっして真似することのできない "問題を解決する技術"です。

　本書で産業医術を学び、視野を広げ、新たなキャリアに役立てていただ ければ幸いです。

2019年11月

川島恵美　山田洋太

産業医 はじめの一歩

contents

「働く人・企業」のニーズをつかむ！
基本実務の考え方と現場で困らない対応

はじめに

基本編

基本編

1 鉄則の考え方

　産業医は、産業医の資格をもった医師が、事業場と契約してはじめて"産業医"と名乗れます。産業医の歴史的背景や哲学、企業について学ぶことで産業医の仕事をわかりやすく整理しましょう。

　最近では少しずつ産業医のことを知ってもらう機会が増えてきましたが、「会社で具合が悪くなったら見てくれる医師」「メンタルヘルス不調になったら対応する医師」というのみの認識の先生が多くいます。その認識を変えて産業医の本質を知れば、産業医の仕事が楽しくてしかたなくなるでしょう。そのためにまずは3つのテーマ「産業医の職務：産業医の役割と専門性」「産業医と臨床医との違い：安全配慮義務や企業リスクの考え方」「健康づくりの鉄則：5管理でアプローチ」を頭に入れてください。これらを知ることで、産業医の基本的な仕事が理解でき、今日からより適確かつスピーディーに決断することができます。

　それではこれらのテーマを、産業医がよく遭遇するシーンから見ていきましょう。

A 産業医の職務：産業医の役割と専門性

Scene

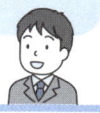

羊田太郎先生（35歳男性）

専門：消化器内科・認定産業医資格取得後3カ月

地方の大学病院を卒業後、研修医から上京。研修医の仲間や上級医にも恵まれ、消化器内科の道へと進む。後期研修を行い、消化器内科の専門医も取得。経験も自信もつき、後輩からも先輩からも慕われるようになり、充実した医師生活を送っていた。しかし…ふと気づくと、研修医になってから、ずっと病院のなかの世界で過ごしていた。毎日の診察と目の前の人を助ける日々。充実の一方でどこか物足りなさも感じはじめていた。そう思う1つの理由に"別世界でのパラレルキャリアをもつ同世代の医師の活躍"があった。ヘルスケアベンチャーや遠隔診療、若くして開業をする医師など…今の仕事は楽しいし、さらに臨床の道もきわめたい。しかし…何か自分にも日々の臨床業務にも生かせる別の世界を知ることはできないのか？ と思う日々であった。

そんなときに、久々に会った大学の同期から「最近産業医はじめたんだよね。講習とか受けて資格をとらないといけないけど、割もいいし、お勧めだよ」と言われる。産業医？？ そういえば、国家試験で習ったような。ヘルメットかぶって、職場をみるんだっけ？ 確かに、最近"働き方改革"とかで産業医の名前をニュースでみるようになったなぁ。よくわからないけど、とりあえず、まずは資格をとってみるか。そんな思いで、羊田は講習を申し込むことにした。無事に講習を修了。

しかし、どのように産業医先を見つけたらいいのか、何からはじめたらいいのかよくわからないまま3カ月が経過していた。ひとまず派遣会社に登録をしてみて、採用面接に行き、いろいろ聞かれるも無難な答えで返し、まぁ大丈夫だろうと思っていたが…まさかの2社とも不採用であった。ショックで、派遣会社に確認すると「今までにメンタルヘルス不調になった社員を対応したことがない」のが不採用の理由だった。産業医とはいったいどんな仕事なのか？ 羊田は、腑に落ちず、結局とった資格も使い道がないなぁと思いはじめていた。

久しぶりに当直業務から開放された羊田は「面接」の場面を思い出していた…。

産業医はどのような存在だと説明すればよかったのでしょうか？

1）産業医のはじまり

　産業医の歴史は、戦後の"工場医"からスタートしています[1]。日本では江戸時代の終わりからあるという説もありますが、産業医の仕事を1番理解しやすいものとして軍医があります。強い軍隊をつくるために何が必要なのかというなかで、"軍医"は重要な役割を担っていました。

　例えば、日清戦争や日露戦争においてインフルエンザ、マラリア、チフス、ペスト、結核といった感染症、さらにはビタミンB1欠乏による脚気による死亡率は無視できないものでした。日清戦争において日本陸軍は24万人を動員し、そのうち総病死者数が2万人、そのうち20％が脚気による死亡と言われています。海軍でも脚気が流行り、軍医であった高木兼寛が軍艦や役職（下士官や士官、囚人等）によって発生率が異なることに気づき、これがタンパク質や炭水化物の食事割合の違いであることを発見しています。その結果、食事を変更することによって海軍の脚気がその後減少したと言われています。産業医はまさしく現代の軍医に近い立ち位置で、企業の中長期的な成長に不可欠な存在なのです。

2）産業構造の変化と作業関連疾患

日本の産業構造の変化を見ていきましょう（**表1**）。

終戦後は朝鮮特需もあり炭鉱や紡績業を中心に産業が発展していきます。

当時の労働力を低下させる大きな要因は、結核による感染症とじん肺と

表1　産業構造の変化と産業医の変遷

時期	主産業ならびに作業関連疾患と原因	法制化と企業や行政の対応	産業医の役割・ニーズ
第二次世界大戦前		［1938 工場法］	工場医、軍医
終戦後	第二次産業（鉱業） ● 結核、職業性肺疾患	［1947 労働基準法］	医師である衛生管理者
高度経済成長期（前半）	第二次産業（重化学工業） ● 有害業務による健康障害	［1972 労働安全衛生法（以下：安衛法）］	● 産業医選任の義務付け ● 産業医科大学設立（1978）
高度経済成長期（後半）	第二次産業 ● 過重労働	企業内診療所活動（福利厚生） ［1988 安衛法改正］	● 企業内診療所で労働者の診療を行う産業医 ● 産業医の職務に健康診断の措置など追加
バブル崩壊後	第三次産業 ● 過重労働 ● メンタルヘルス不調	［1996 安衛法改正］	● 産業医要件の規定 ● 精神科を専門とする産業医の増加
2000年代	第三次産業 ● 過重労働 ● メンタルヘルス不調	［2005 安衛法改正］ ［2007 労働契約法］ ⇒安全配慮義務	● 産業医の職務に面接指導、その後の措置など追加
2010年以降	第三次産業 ● 過重労働 ● メンタルヘルス不調 ● 多様化する働き方による健康障害	［2014 過労死等防止対策推進法］ ⇒過労死の定義 ［2015 安衛法改正］ ［2015 労働安全衛生規則改正］ ［2019 安衛法改正］	● 産業医の職務にストレスチェックおよび面接指導、その後の措置など追加 ● 産業医の権限強化（産業医への情報提供の義務化など）

いった職業性肺疾患でした。

　次第に、産業発展のために政策上も重化学工業に力を入れはじめます。その産業分野はインフラ産業であり、電力、鉄鋼、石炭となります。高度経済成長期くらいになると、造船、金融、商社（原材料の輸入）を優先的に優遇することで経済が発展していき、インフラによって製造業が成長していきます。当然、有機溶剤による中毒や工具・機械などによる振動障害といった病気を見ていく必要が出てくるわけです。この時点での労働災害による死亡者は、約5,000〜6,000名となります。そのため、労働災害から労働者を守るため、労働安全衛生法が1972年に制定されました。

　そして高度経済成長の後半になってくると市場がぐんぐん拡大していきます。世界中で日本人が熱血サラリーマンとして飛び回り、自動車、機器といった分野で活躍します。そうなると過重労働が原因で脳心臓疾患による過労死が発生するようになりました。そこで企業は、対策のため福利厚生の一環として企業内診療所を建てました。1988年には貧血や肝機能、脂質、心電図といった今の法定健診項目の原型ができます。

　1990年前半でバブルが崩壊すると企業の業績が一気に悪くなり、長い不況の時代に入っていきます。職場での不安や仕事のやり方、ライフスタイルの変化からメンタルヘルス不調による労働者が増えました。

　2000年に入るとメンタルヘルス不調の原因となっている過重労働に対して会社として配慮する義務を明確にするような動きが出てきます。2007年の労働契約法第5条に安全配慮義務といった義務が設けられました。

　2010年以降は、ストレスチェック制度が義務化されたり、うつ病による自殺も過労死として定義され、法律に明記されるなど企業の責任が重視されるようになりました。

3）産業医の役割

　産業発展の時代変化とともに、産業医が対応する疾病、作業関連疾患も変わってきました。新たな作業関連疾患が増えれば、国はこれに法改正といった政策で対応していきます。

　このように産業構造の変化を見ていくと、産業医の本質的な役割と専門性とは、以下の2点だということがよくわかるかと思います。

① 中長期的な企業価値を高める

② 作業関連疾患を早期発見し対策を講じる

　法律に産業医の選任、産業医の職務（表2）が規定されているから単にやっているだけで、それをやっていることが産業医の役割や専門性だと思わないでください。当然、法律を遵守させることも産業医の職務ですが、企業が成長するために労働者の健康をどのように向上させるのかを考えることが重要なわけです。

表2　産業医の職務（労働安全衛生規則第14条第1項）

1. 健康診断の実施とその結果に基づく措置
2. 長時間労働者に対する面接指導・その結果に基づく措置
3. ストレスチェックとストレスチェックにおける高ストレス者への面接指導その結果に基づく措置
4. 作業環境の維持管理
5. 作業管理
6. 上記以外の労働者の健康管理
7. 健康教育、健康相談、労働者の健康の保持増進のための措置
8. 衛生教育
9. 労働者の健康障害の原因の調査、再発防止のための措置

また産業医はこれらの活動に加え、月に1回（条件次第で2カ月に1回、p66）の職場巡視や衛生委員会への参加、長時間労働者に関する情報の把握が必要であり、これらを通じ労働者の実態と現状を知ることでより適切な健康管理等を行うことができる

Example answer

　企業との面接の際には、公平な立場で専門的な意見を述べる役割であることを伝えるとよいでしょう。Column（p47）も参考にしてください。

人事　羊田先生はどのような考えで産業医をされていますか？

Dr.羊田　産業医は働くことで健康を害さないために対応や予防を考える専門家です。企業と従業員双方の立場を理解したうえで、専門的な意見を伝えることが仕事と考えています。

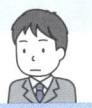

Ⓑ 産業医と臨床医との違い： 安全配慮義務や企業リスクの考え方

Scene

　おそらく不採用を決定づけたのはこの受け答えだろう…。振り返ってみれば、もう少しまともな答えができたのにと反省しながら、産業医の仕事のことをインターネットで検索しながら考えてみた。

《企業面接》

人事　先生はメンタルヘルス不調の社員の対応はご経験はおありですか？

Dr.羊田　…まだありません…

人事　弊社は、産業医の先生に休職者1名とやっかいな従業員を毎月面接してもらっています。このやっかいな従業員は、診断書をもってきて休みはじめるかと思いきや、急に元気になったからといって出社してきたり。とにかく言うことを聞かないんです。でもいまの産業医の先生は、仕事が原因の不調なら会社が業務を見直すしかないと言うのですけど、働く側にも問題があると思いませんか？

Dr.羊田　えーと…。そうですか、それはたいへんそうですね。わたしは消化器内科を専門にしているので、ちょっとメンタルは苦手ですが、まあその方自身もつらいから休むしかないのでしょうし。かといって体調よいときは、働きたいものですよね？

　労働者の健康は誰の責任なのでしょうか？

1）適正配置と安全配慮義務

　なぜ産業医は必要なのでしょうか？ 産業医に関する制度のない国でも産業医は活躍しています。結論から言うと、産業医が必要なのは、「**働くことは危険**」だからです（図1）。例えば、皆さんが働いている病院も勤務形態という点で危険なポイントがあります。気が付きますか？ そう、正解は、

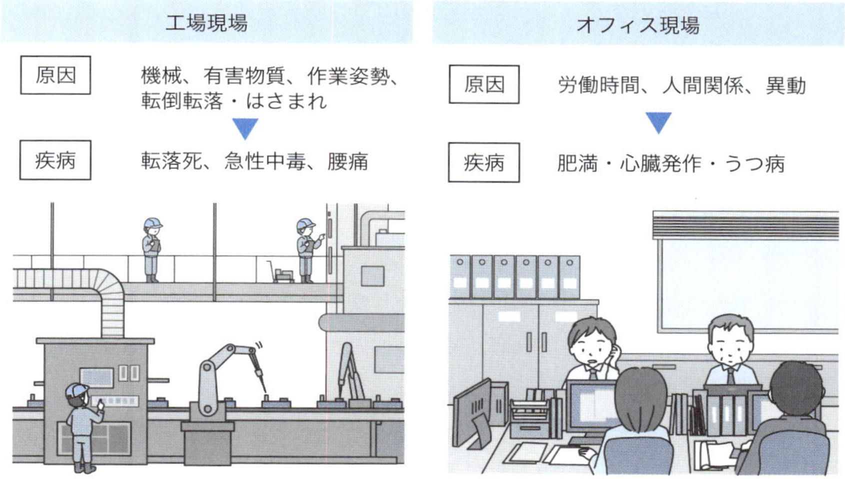

工場現場		オフィス現場	
原因	機械、有害物質、作業姿勢、転倒転落・はさまれ	原因	労働時間、人間関係、異動
疾病	転落死、急性中毒、腰痛	疾病	肥満・心臓発作・うつ病

図1　働く場の危険

　病院の夜勤交代勤務という勤務形態です。皆さんは当たり前のように夜勤交代勤務をしていると思いますが、国際がん研究機関（IARC）において，夜勤交代勤務は、グループ2A（おそらく発がん性がある）と分類[2]していて、その他の文献でも乳がんや前立腺がんの発生率が高くなることがわかっています[3]〜[5]。

　「働くこと（労働）」には危険性がつきものであり、会社で健康を損なうことはないと言われても決してゼロになりません。また潜在的リスクが存在する限り、われわれの産業医という仕事は存続します。

　働くことは危険だからこそ、働く環境に働く人を適正化すること、つまり「**適正配置**」を考えることが重要なわけです[6]。ILO（WHO）において産業保健活動の目的は、「仕事と人間の適応（適正配置）」と定義されており、日本であれば産業医や産業保健スタッフがその役割を担うものです[7]。

　これら適正配置を考えるうえでとても重要な考え方が"**安全配慮義務と自己保健義務**"です。安全配慮義務は事業者（企業）が果たさなければならない義務、自己保健義務は労働者が果たさなければならない義務となります。

安全配慮義務とは、「仕事が原因で労働者が健康を害さないようにする義務」です（図2）。事業者（企業）の義務であり、代理している管理監督者が果たすものです（安全衛生管理の義務）。一方、自己保健義務とは、労働者が「健康を害さないよう事業者が出した指示に従う義務」です。簡単に言えば、自己保健義務は「自らの健康をとり戻す義務」です[8]。

　例えば、仕事で糖尿病が悪化したので仕事ができず、午後からの勤務にしてほしいと労働者が主張した場合、事業者として病気が悪化した原因が仕事にあるのであれば、それを取り除く義務があります。取り除いても仕事ができないのであれば、労働者本人が仕事ができるように病気を治す義務があります。

　この安全配慮義務[※1]と自己保健義務[※2]を労使間、労働者と使用者（事業者）の間で労働契約として暗黙に結んでいるわけです。この労働契約をどちらかが破棄した場合には、さまざまな法違反となりますので、注意が必要です（図2）。

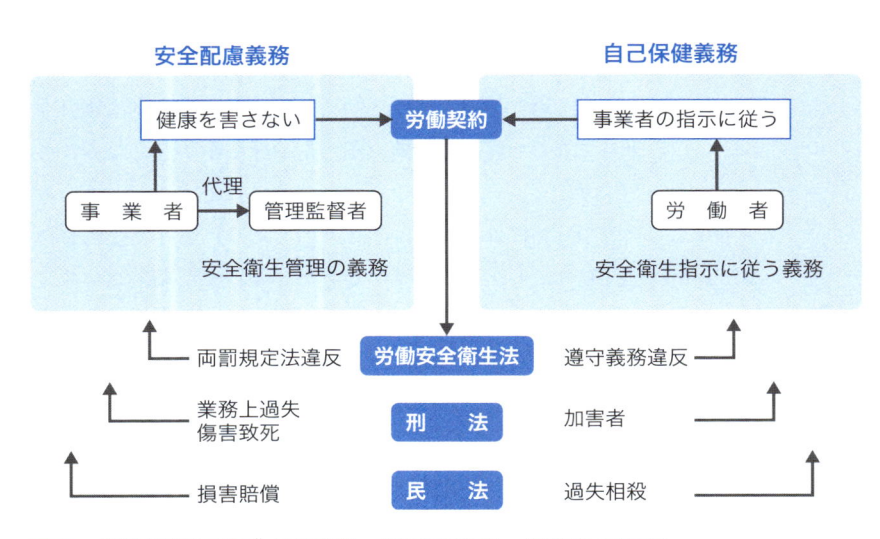

図2　労働契約に基づく事業者、管理監督者、労働者の責務

---

2) 産業医と臨床医の違いと企業リスクの考え方

　このような考え方が産業医にはあるために、臨床とは違う考え方で仕事をする必要があります。産業医と臨床医の違いを表3に示しますが、このなかで1点臨床の先生方が見慣れない領域があります。それは"法律"ではないでしょうか。法律を説明すると複雑で混乱してしまうというご意見もよく聞きますが、押さえておくべき法律として「**労働基準法**」「**労働安全衛生法**」「**労働契約法**」があること、また企業には「**就業規則**」があることを頭の片隅においてください（図3）。

表3　産業医と臨床医の違い

項目	産業医	臨床医
法律	医師法、労働安全衛生法	医師法、医療法
活動場所	事業場	医療機関 （病院・診療所）
顧客・対象者	企業（事業者、労働者）	受診者（個人）
業務の内容	労働衛生5管理・企画立案	診察・検査・治療
目的	予防的	治療的
行動の特徴	個別的・組織的	個別的
顧客から 要求されること	法令遵守・安全衛生管理・災害管理・メンタルヘルス対策・健診管理・管理職教育	傷病の治療・回復、悪化の防止
結果の実感	間接的	直接的
結果までの時間	長期的	短期的
最終評価者	事業者（人事）	受診者（個人）
勧告	事業者への勧告	——

| 労働基準法 | 1947年（昭和22年） | 日本国憲法の制定 |

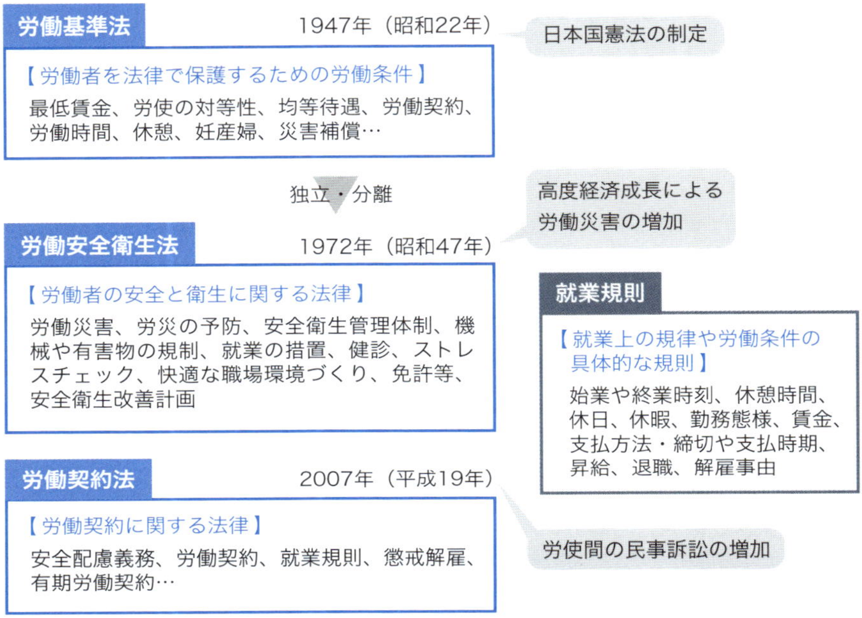

【労働者を法律で保護するための労働条件】
最低賃金、労使の対等性、均等待遇、労働契約、労働時間、休憩、妊産婦、災害補償…

独立・分離

高度経済成長による労働災害の増加

労働安全衛生法 1972年（昭和47年）

【労働者の安全と衛生に関する法律】
労働災害、労災の予防、安全衛生管理体制、機械や有害物の規制、就業の措置、健診、ストレスチェック、快適な職場環境づくり、免許等、安全衛生改善計画

就業規則

【就業上の規律や労働条件の具体的な規則】
始業や終業時刻、休憩時間、休日、休暇、勤務態様、賃金、支払方法・締切や支払時期、昇給、退職、解雇事由

労働契約法 2007年（平成19年）

【労働契約に関する法律】
安全配慮義務、労働契約、就業規則、懲戒解雇、有期労働契約…

労使間の民事訴訟の増加

図3 「職場のルール」＝重要3法＋就業規則

　　　産業医にとって法律を知っておくことはきわめて重要です。労働者と企業の間で発生する問題の多くは、体調不良による退職となります。体調不良を産業医は医療の専門家として評価や助言することが多いため、法律は企業を説得するうえで重要な矛にもなりますが、企業をリスクから守る盾にもなります。

　　　過労死を防止するために安全配慮義務と自己保健義務について、図4、5に示したような概念や関係性を知っておく必要があります。図4に示すように安全配慮義務には「危険予知義務」（その義務により事故や疾病が生じる可能性を予測する義務）と「結果回避義務」（危険が予測できた場合これを回避する義務）があります。産業医は企業がこれらの義務を十分果たせるよう意見を述べ指導を行います。安全配慮義務を知らないと、企業に対して「産業保健水準を高めること」の説明ができませんし、自己保健義務を知らないと労働者の「健康水準を高めること」ができません。

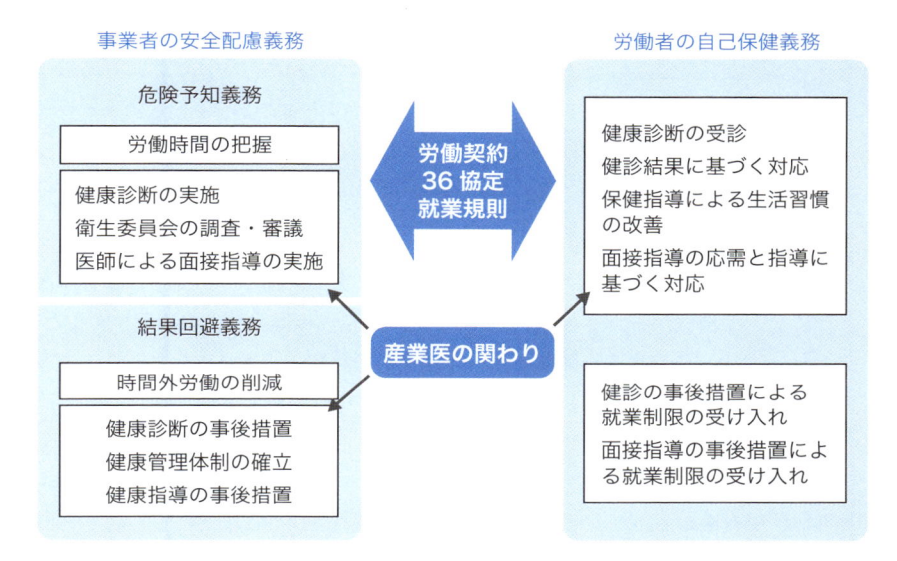

図4 過重労働における安全配慮義務と自己保健義務の関係
36協定：労働基準法第36条に記載されている労使間における時間外や休日労働に関する協定
（文献8より引用）

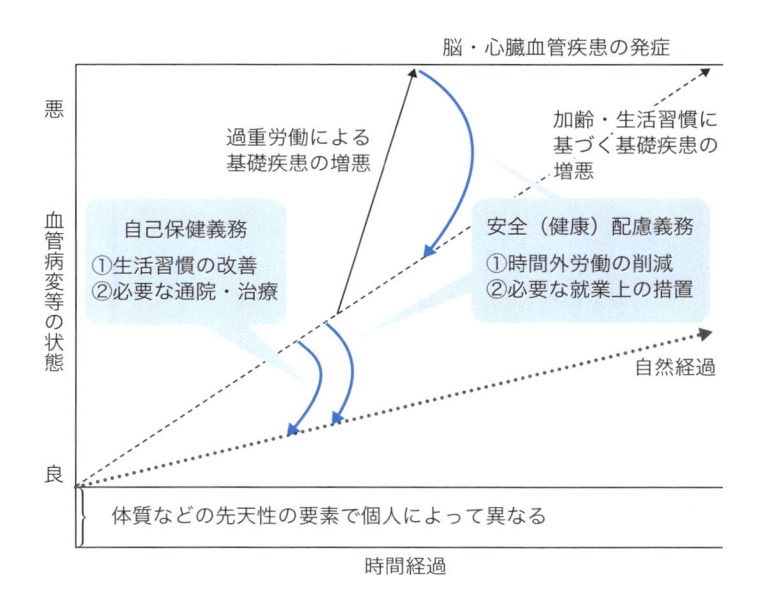

図5 過労死における安全配慮義務と自己保健義務 （文献8より引用）

　企業、労働者の守るべき法的な義務について説明し、それを踏まえた適切なルールづくりをすることをアドバイスしてみましょう。

……………………………………………………………………………………………………

人 事　こういうケースはどうしたらよいでしょうか？

Dr.羊田　人事としては手がかかるケースですよね。こういう場合は、本人に産業医から、①「安全配慮義務」と「自己保健義務」の説明をすること、②（休職復職に関するルールを決めて）ルール通りにしてもらうように伝えること、がよいですね。

……………………………………………………………………………………………………

　上記のように答えるのがベターです。さらに、「今後のためにも今回の休職復職ルールをより一般化して、会社の規定にしましょう」というのがベストです。

C 健康づくりの鉄則：5管理でアプローチ

Scene

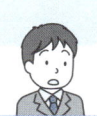

　先程の不採用企業は製造業だった。もう1つの不採用企業はIT企業。
　メンタルヘルス不調の社員対応をしたことがない…という以外にも、企業が抱える問題に戸惑うばかりだった…と先日の面接を思い出していた。

……………………………………………………………………………………………………

《企業面接》

人 事　弊社は、エンジニアが多く働いています。エンジニア採用にお金が結構かかっていますが、決して人が足りておらず、退職する社員も多くいます。働き方改革と言われても、現実的に長時間労働になりやすい状況でどうするべきか上司と一緒に考えているところです。

Dr.羊田　!?　そうですね…。長時間労働になるなら人員を増やしてはいかがでしょうか。あと、すぐ辞めないように賃金を上げるのはどうでしょうか…？

| 人　事 | ……。それができれば苦労しません。

個別の状況にかかわらずまず考えるべきことは何だったのでしょうか？

　産業医の考え方として最も重要なのは5管理です[9]。『産業医の活動のためのガイドライン』[10] では、「健康管理」「作業管理」「作業環境管理」を労働衛生の3管理とよんでいます。さらに「労働衛生教育」、これらを総合的にマネジメントする「総括管理」のあわせて5管理を産業医の職務と定めています。

　本書では、作業環境管理を「環境管理」、作業管理を「業務管理」、労働衛生教育を「教育」、総括管理を「体制」と置き換えて、『産業医活動のためのガイドライン』と混同しないように言い換えて説明します。もともとは有害業務のなかで生まれた考え方ですが、すべての労働者の健康障害予防や対応に応用することができます。

1）3管理の徹底：「環境管理」「業務管理」「健康管理」（図6）

　職場（環境）で、仕事（業務）をした結果、体調（健康）を崩さないように管理するために、3管理の視点で情報を収集し対策を講じていきます。

　産業医が最も時間を使うのは「**健康管理**」でしょう。健康診断の実施や事後措置、作業関連疾患の予防、メンタルヘルスケア、職場復帰支援、健康面談などの職務が該当します。この健康管理は重要ですが、その健康管理をするためには、「業務管理」ができないといけません。

　「**業務管理**」とは、有害な作業や過重労働による健康への悪影響を防止・軽減するための職務です。業務を知るためには、業務内容や業務時間、上長のマネジメントの方法、本人のスキルやチームでの役割を把握する必要があります。これらを知ることで、何が健康を害する原因なのかが理解できます。さらにこれらの業務はその上流にある「環境」によって影響を受けます。

　「**環境管理**」とは、職場環境に存在する有害要因に対して、健康障害のリスクを把握し、リスクの排除や制御を行って、労働者の健康を保持する職務です。最近では、職場環境改善などの積極的な作業環境へアプローチの

動きもみられます。また会社の方向性や社風、組織体制、利益などの経営状況を知ることで、従業員が健康を害しやすい要素を予測し、企業に助言をすることもできます。

2) 「体制」と「教育」でしくみを創出：5管理を構築（図6）

これらの3管理に加えて、衛生講話や健康セミナーなどの「**教育**」により労働者のヘルスリテラシーを向上させ、自ら予防できるようにアプローチしていきます。最終的には、これらを総合的に判断し、経営資源の配分であるヒト・モノ・カネ・情報を組合わせた「**体制**」を構築することで、企業が自主的に産業保健活動や健康経営をできるようにサポートをすることが産業医の基本的な職務や考え方になります。

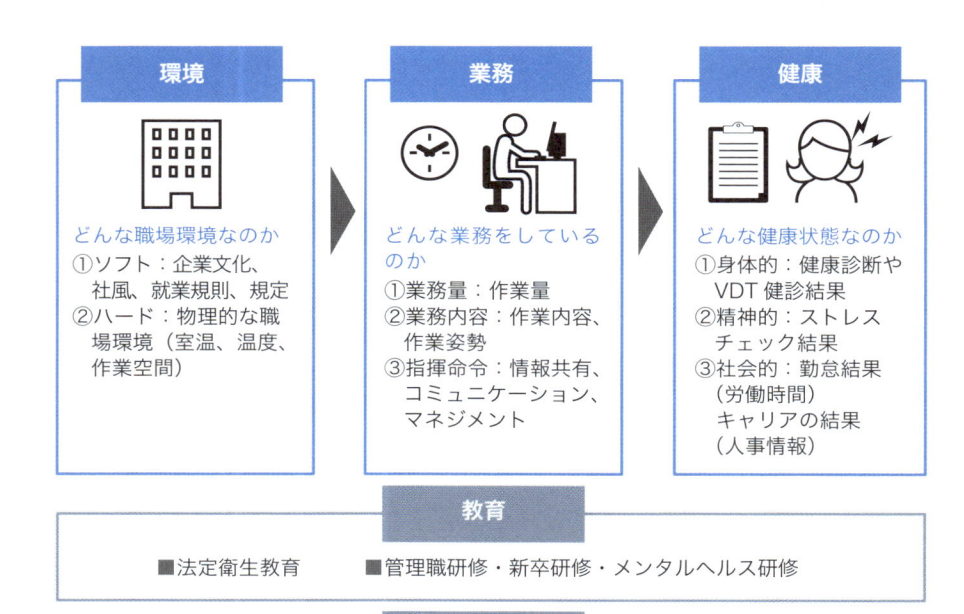

図6　産業医の基本的思考：5管理

　　企業も、個々の対応に追われ、体制づくりまでなかなか着手できないため、一緒に状況や問題点を整理し、少しずつしくみを構築していきましょう、と提案できるとよいでしょう。

人　事　現実的に長時間労働になりやすい状況で、どうするべきか上司と一緒に考えているところです。

Dr. 羊田 　そうですね。IT企業での働き方の特徴として、①裁量労働制度による労働形態、②多様な雇用形態があって、受託IT企業を中心に1人のエンジニアに仕事が集中するといった多忙者対応が中心になっているかと思います。ぜひ、産業医として一緒にしくみを作らせてください。

おわりに

　　産業医と臨床医の違いや産業医としてどのように仕事をすればよいのか、基本的な考え方が理解できたかと思います。時代の変化とともに職種や働き方が多様化するなかで、産業医は"仕事と人との適正配置をする"ことが職務と言えるでしょう。

　　必要最低限の知識と技術があれば、産業医の楽しさがよく理解でき、産業医の醍醐味がわかるようになります。それでは、次項から知識や技術を増やしていきましょう。

まとめ

- 労働者の健康をつくるのは会社の義務であり、同時に労働者の義務でもある。安全配慮義務と自己保健義務の考え方が基本になる
- 産業医の役割は、仕事と労働者の適正配置を決めること
- 産業医の基本思考：5管理「環境管理」「業務管理」「健康管理」「体制」「教育」を常に意識しよう

文 献

1 ）特集：産業医と労働安全衛生法四十年「第1部　産業医制度」. 産業医科大学雑誌 35：1-72, 2013
2 ）SHIFTWORK. IARC monographs on the evaluation of carcinogenic risks to humans. International Agency for Research on Cancer vol 98：561-764, Lyon, 2010
　　https://monographs.iarc.fr/wp-content/uploads/2018/06/mono98.pdf
　　https://monographs.iarc.fr/wp-content/uploads/2018/06/mono98-8.pdf
3 ）Schernhammer ES, et al：Rotating night shifts and risk of breast cancer in women participating in the nurses' health study. J Natl Cancer Inst 93：1563-1568, 2001
　　➡夜勤シフト勤務と乳がんリスクに関する研究
4 ）Schernhammer ES, et al：Night work and risk of breast cancer. Epidemiology 17：108-111, 2006
　　➡夜勤シフト勤務と乳がんリスクに関する研究
5 ）Kubo T, et al：Prospective cohort study of the risk of prostate cancer among rotating-shift workers: findings from the Japan collaborative cohort study. Am J Epidemiol 164：549-555, 2006
　　➡シフト勤務と前立腺がんリスクに関する日本の研究
6 ）『適正配置・両立支援ストラテジー』（産業保健ストラテジーシリーズ第3巻）（堀江正知 監修, 神奈川芳行 他 編）, バイオコミュニケーションズ, 2019
7 ）産業医学振興財団ホームページ
　　http://www.zsisz.or.jp/insurance/2010-03-27-06-05-14.html
8 ）『産業医ストラテジー』（産業保健ストラテジーシリーズ第1巻）（浜口伝博 監修, 上原正道 編）, バイオコミュニケーションズ, 2013
　　➡別名"青本"と呼ばれている
9 ）『産業医の職務Q＆A（第10版増補改訂版）』（産業医の職務Q＆A編集委員会 編）, 産業医学振興財団, 2015
10）『産業医活動のためのガイドライン』（産業医学振興財団）, 2009（平成21年）
　　https://www.zsisz.or.jp/images/pdf/syokumu.pdf
● 『労働衛生のしおり』（中央労働災害防止協会 編）, 中央労働災害防止協会
　　➡毎年更新して発行される

Column

産業医の倫理

　産業医を続けていると、「あれ、私って誰の味方だったのだろう？」「あのときの判断が1人の人の人生を変えてしまったのでは…。本当に正しい判断だったのだろうか？」と悩むときがきます。生死の判断を求められる臨床医とはまた違ったプレッシャーが存在するのです。この人が職を失ってしまったら、その後の人生はどうなるのだろうか？　ご家族の生活は？　などと判断の先に存在するさまざまなことを想定しなければならないからです。

　Sceneの羊田太郎先生のように、人事や上司だけでなく本人やその家族から直球で聞かれることもあります。そんなとき、産業医がもつべき拠り所の1つが、医師として産業医としての倫理観になります。

産業医の倫理とは？

　産業医の活動は一般の医師活動とは異なる特徴があるといえるでしょう。ILO／WHO（国際労働機関／世界保健機関）の合同委員会が採択した定義を要約すると、産業保健とは「**仕事の人間への適合と、人間の仕事への適応を図ること**」になります。健康だけを考えるのではなく、労働と健康を両立させる方法を考えることが重要で、その先にある労働者の生活も見据えて判断していく必要があります。

■ バイオエシックス4原則

　産業医は医師であると同時に、事業者と契約し、労働者と事業者をはじめとする複数の人間関係を有し、"健康"と"雇用"という異なる価値観を両立させる使命をもちます。

　医療現場で倫理的問題に直面したときの解決の指針とされる"バイオエシックス4原則[1]"に倣い、産業医の4原則が提唱されています（表1）。大きく異なる点は、それぞれの項目（自律・有益性・無危害性・公正）において、

---

[1]　バイオエシックス4原則：1979年にビーチャム（Beauchamp TL）とチルドレス（Childress JF）が提唱した生命倫理の原則

表1 バイオエシックス4原則

4原則	医師	産業医
自律 (autonomy)	患者自身が自らの権利に基づいて考えた最善の判断を尊重する	労働者と事業者がそれぞれ自律的に決める権利を有することを尊重する
有益性 (beneficence)	患者にとって有益なことをする	労働者と事業者の両者にとって有益性が最も大きくなるようにする
無危害性 (nonmaleficence)	患者に不利益を与えてはいけない	労働者と事業者にできるだけ不利益を与えないようにする（顧客や周辺住民を含めた関係者にも）
公正 (justice)	医療資源には限りがあり、その対象者に分け隔てなく平等に有益性を分配しなければならない	事業場すべての労働者に公平に接し、限られた人的資源と物的資源を公正に分配する必要がある

（文献1を参考に作成）

"患者" に該当する部分が "労働者と事業者" になっている点です。

　産業医としての重要な姿勢は、「**健康と仕事をどう両立させていくか**」「**いかに労働者と事業者の双方にとって納得でき、有益性が大きくなる結論を導けるか**」を考え続けることです。「人間愛に徹し、生涯にわたって哲学する医師」であることが、産業医の魅力と考えられているのはそれゆえです。基本の姿勢を知ったうえで、各先生方が産業医としてのスタンスをつくってください。

文 献

1）『産業医の倫理ガイダンス』（NPO法人 健康開発科学研究会 倫理部会 編），バイオコミュニケーションズ株式会社，2010
● 藤野昭宏：産業医と倫理−産業医に求められる倫理と使命−．産業医科大学雑誌 35：27-34，2013
● 『産業保健専門職の倫理指針』（日本産業衛生学会）
https://www.sanei.or.jp/?mode=ethics
● 『産業医の倫理綱領』（健康開発科学研究会），1998
https://www.mhlw.go.jp/www2/kisya/kijun/20000714_01_k/20000714_01_k_sankou4.html

鉄板の対処法

　産業医をはじめて数カ月が経過し、病院を離れて患者さんが働く場所である"企業"を訪問して、どのようなことを感じるでしょうか？　はじめた頃はまずビジネスマナーから戸惑うという先生も多いのではないでしょうか。

　最初に…「自分は医者だ！　仕事さえできれば文句ないだろう」というのは大きな間違いです。産業医の現場は臨床とは異なり、病気で困って自分（医師）を必要として来てくれる人ばかりを対象にはしていません。こちらが企業を訪問する側であり、多くの労働者の方は職業生活ができる健康レベルの人であり、自分よりも何歳も年上の社会人経験の長い方かもしれません。"病院の常識"とは違う"社会の常識"を知らないと信頼関係に影響します。何となくできていたつもりでも、誰も指摘してくれないのが現実で、帰った後に「医者ってやっぱり…」なんて噂されているかもしれません。

　ビジネスは"人と人とのコミュニケーション"により創られるものです。初対面のときに「この先生は信頼できそうだ」「若いけどしっかりとしている」と思ってもらえれば、その後の仕事もやりやすくなります。しかし「横柄な態度だ」とか「何か自信がなさそうだ」と思われた場合、今後の仕事に支障をきたすかもしれません。知らない世界に飛び込むわけですから、いったん"医者"という枠組みから外れ、社会を学ぶ姿勢をもつことが大切です。

　産業医の仕事は社会の常識を知らないと、クライアントのニーズを満たす十分な仕事ができない可能性があります。そんな産業医の現場で自信をもって最初の関門を突破するために、本項では産業医活動における鉄板の対処法をお伝えします。

A ビジネスマナー

Scene

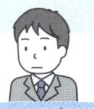

産業医の姿勢を一通り学んだ羊田は、無事にIT系1社の面接をクリアし、産業医デビューの日がやってきた。いろいろ準備をはじめようとするも、「あれ？ 何着ていけばいいんだっけ？ 名刺あったかな…」と、戸惑ってしまった。

《出務初日》

Dr.羊田 はじめまして。産業医の羊田です。今日からよろしくお願いします。

人事3名 こちらこそ、先生よろしくお願いします。

Dr.羊田 （あれ？？ 相手側は3人もいるけど…誰から名刺を渡せばいいんだっけ？）

人　事 よろしくお願いします。ところで、**先生のご専門は何科ですか？**

Dr.羊田 !?（何言ってんだ、俺の専門は消化器内科だぞ。内科系は任せろ！）
私の専門は、消化器内科で、特に内視鏡などを専門にしています。
消化器のこと、内科のことなら何でも聞いてください！

人　事 はぁ…、そうですか…（不安そうな表情）

1）事前の準備

■ 訪問前のアポイントメール

　産業医契約を結ぶ最初の段階では個人的に企業（事業場）と契約する場合、仲介業者を利用する場合などがありますが、契約を交わした後は企業側の担当者と各自のやりとりがはじまります。主にメールを使用することが多いため、その際のポイントをお伝えします。図1にメールの文例を示します。

　メールの内容にもよりますが、基本的には**返信は24時間以内**をお勧めしています。最初の頃はまだ信頼関係ができていないため、先方の担当者も「きちんと伝わっているだろうか」と不安になる可能性があります。忙しい場合は短文でも構いませんので、返信を心がけてください。

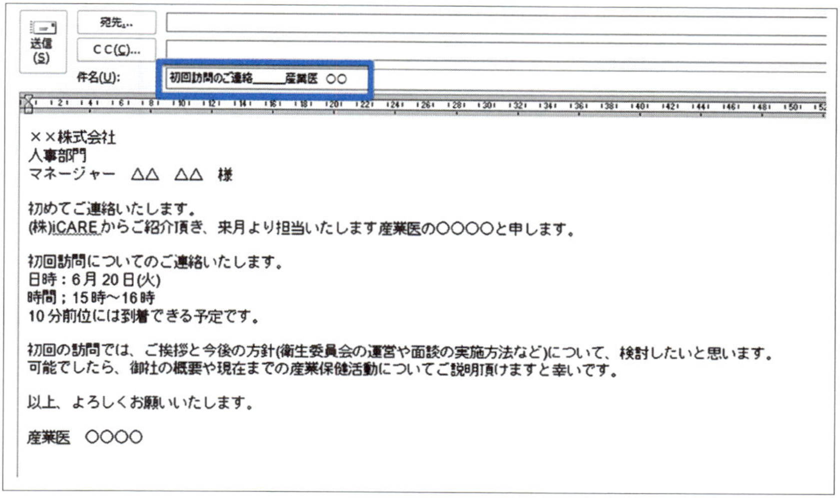

図の内容：

宛先.…（送信(S)）

CC(C)...

件名(U)： 初回訪問のご連絡____産業医 ○○

××株式会社
人事部門
マネージャー　△△　△△　様

初めてご連絡いたします。
(株)iCAREからご紹介頂き、来月より担当いたします産業医の○○○○と申します。

初回訪問についてのご連絡いたします。
日時：6月20日(火)
時間；15時〜16時
10分前位には到着できる予定です。

初回の訪問では、ご挨拶と今後の方針(衛生委員会の運営や面談の実施方法など)について、検討したいと思います。
可能でしたら、御社の概要や現在までの産業保健活動についてご説明頂けますと幸いです。

以上、よろしくお願いいたします。

産業医　○○○○

図1　初回訪問時のメールの例

　またメール文の書き方についてはWeb上にテンプレートや文例集なども
ありますので、わからない場合は確認しましょう。最初は時間がかかりま
すが、先方から来る文面なども参考にして、少しずつ覚えていきましょう。
最近では、チャットなどのツールもあり、慣れていれば使ってもよいかも
しれませんが、連絡ルートが複数になることで返事を忘れてしまったりす
るため注意が必要です。一定の距離感がほしいと考える場合は、メールで
のやりとりをお勧めします。

　また、メールをやりとりするなかで、個人情報をそのまま文面に含める
ことは望ましくありません。Wordなど別のファイルを作成し、パスワー
ドをかけて共有してもらう、名前は匿名化するなどの工夫が必要です。担
当者とルールを決めておきましょう。

2) 訪問当日

■ 訪問時間

　ついつい「急患の対応に追われて…」「外来が長引いて…」などと遅刻が
許されがちな医者あるあるですが…ビジネスの世界では通用しません。産
業医の来社はたった月1回で2時間程度であり、企業はその出務のために

会議室の確保、面談者や衛生委員会のメンバーの時間の設定など、さまざまな調整をしコストをかけています。遅刻は絶対にしてはいけません。「○○先生いつも遅れてくるよね」というのは、減点ポイントであることを念頭に置いてください。

10分前には到着できるようにし、5分前にはインターホン！を心がけてください。

■ **服装と身だしなみ**

スーツを着るのは、学会発表か研究会のときくらい…、病院では着替えるから、通勤はGパンTシャツでOKなんていうのも、減点ポイントです。**清潔な身だしなみ**は基本であり、GパンはNGな企業が多いです。**職場にふさわしい服装をする**のがベストであり、訪問時にドレスコードを確認してみましょう。また初回訪問時は、好感度アップのためにも男性はスーツ、女性は同じくスーツかブラウスにジャケットなどそれに準ずる服装で行きましょう（図2）。契約が決まれば、その企業のドレスコードを確認し、準じた服装でよいでしょう。

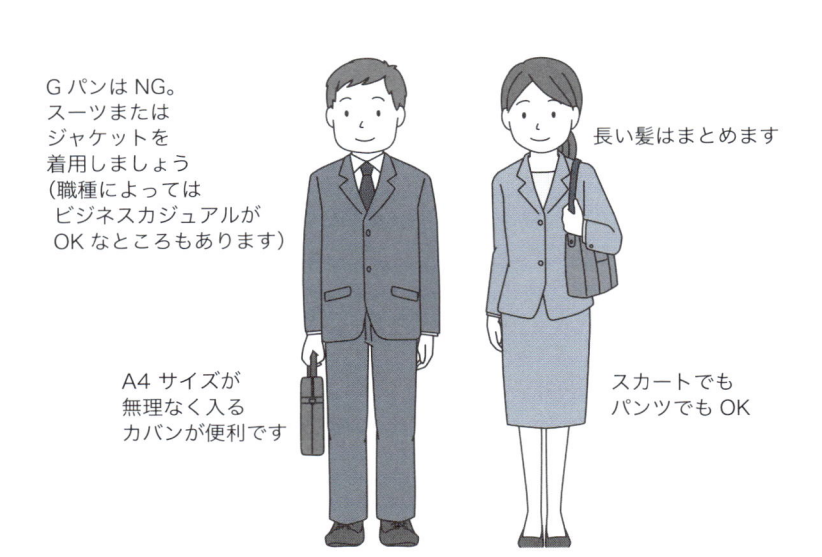

Gパンは NG。
スーツまたは
ジャケットを
着用しましょう
（職種によっては
ビジネスカジュアルが
OK なところもあります）

A4 サイズが
無理なく入る
カバンが便利です

長い髪はまとめます

スカートでも
パンツでも OK

図2 初回訪問時の服装例

■ 挨拶：簡単な自己紹介

第一印象は非常に大切なポイントになります。笑顔で、ハキハキと自己紹介ができるように、心準備をしておきましょう。

例 産業医の○○です。病院では××科が専門ですが、産業医の仕事にも力を入れています。よろしくお願いします。

よくある質問に「先生のご専門は？」があります。そのときは、ぜひ「産業医を専門にしています」または「普段は内科の外来などをしていますが、産業医にも力を入れています」などと答えましょう。**産業医としての役割を期待して企業は契約を結んでいること**をしっかりと考えたうえで、担当者が安心する答えを用意しておくことが大切です。

■ 名刺交換

日本文化の１つである名刺交換は、最初の訪問時に必須のスキルになります（図3）。臨床の現場で名刺を求められる機会は少ないので、戸惑った

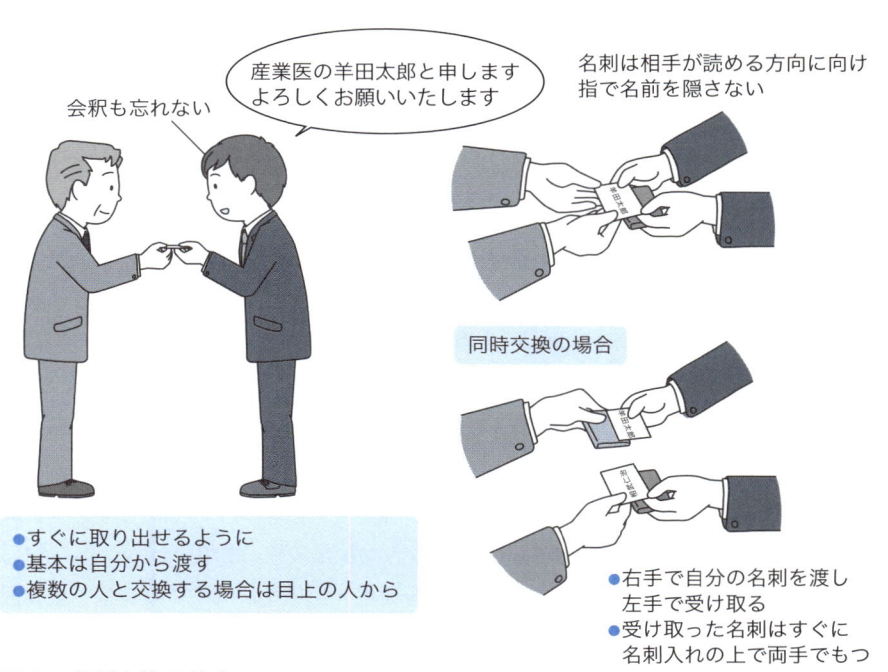

会釈も忘れない

産業医の羊田太郎と申します　よろしくお願いいたします

名刺は相手が読める方向に向け　指で名前を隠さない

同時交換の場合

● すぐに取り出せるように
● 基本は自分から渡す
● 複数の人と交換する場合は目上の人から

● 右手で自分の名刺を渡し　左手で受け取る
● 受け取った名刺はすぐに　名刺入れの上で両手でもつ

図3　名刺交換の仕方

という先生も多いのではないでしょうか？「最初の印象は名刺交換で決まる！」なんていう方もいらっしゃいますが、ひとまず恥をかかないように、最低限のマナーは抑えておきましょう。

YouTubeなどでもたくさん公開されていますので、参考にしてください。

3）事後の対応

■ 次回の約束の確認やフォローメール

初回訪問時の御礼メールを送ることや、次回の訪問日と時間の確認をしておきましょう。また、次回訪問時に準備しておいてほしい資料なども伝えておくとよいでしょう。産業医の仕事が増えてくると、スケジュールを調整する力が重要になります。スケジュール調整が苦手な方や多忙な方では、アポイントがダブルブッキングしたなんてことも…。先方とメールで確認して残しておく、スケジュール管理アプリや手帳を用いるなど、自分のスタイルに合わせて、漏れがないようにしましょう。

4）その他

■ 産業医の姿勢

・働けるくらい健康な人が相手であることを意識すること
（患者さんではない）
・相手の話を聞く姿勢をとること（ニーズを引き出す）

当たり前かもしれませんが、とても重要なポイントです。コミュニケーションをとる相手は医師−患者関係にある方ではなく、働けるくらい健康な人であり、医師からの助言を必要としている方ばかりではありません。むしろ、相手の「必要としていること」や「まだ気づいていないが潜在的に必要としていること」を引き出せるように傾聴することが大切です。また より丁寧に話すほうが好感度をもたれる場合が多く、臨床でついつい馴れ馴れしい口調をしてしまいがちな方は注意です。前項にもあったように、産業医と臨床医の違いを理解したうえで、企業を訪問する場合は「**産業医モード**」に切り替えましょう。

Ⓑ 職場面接のポイントとは？

Scene

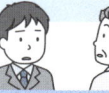

> 名刺交換と自己紹介を終え、第一関門クリアと一息。さぁやるぞと構えて
> いた羊田であったが、すかさず人事担当者から…

人 事 ということで、早速今日の予定になりますが、メールでお伝えしま
したように衛生委員会への出席と職場巡視です。1人、体調不良の社員が
出たので、面談も追加になりました。よろしくお願いします。

Dr.羊田 !?（ん、なんか盛りだくさんだぞ、しかも面接の追加なんて聞いて
ないし…突然言われても困るよ…）

ええっと、そうですか、わかりました…。

1）産業医による職場面接の目的

　産業医による職場面接の目的は、**労働者の心身の状態が働くにあたり適**
正であるか否かを判断することです。適正である場合は労働者にセルフケ
アを行うように助言し、経過観察と判断できます。一方で適正ではなく健
康状態に悪影響を及ぼしていると考えられた場合は、労働者だけでなく事
業者に就業上の配慮を行うように助言を行います。さらに就業不可である
と考えられた場合は、労働者と事業者に休業が必要であることを伝え、ど
のような流れで休業に入るか調整を行います。

2）職場面接の位置づけ

　産業医による職場面接の考え方は大きく3つに分けられます。

> ①法令に基づき事業者に医師による面接指導を実施することが義務づ
> けられているもの（産業医は該当者の面接指導を行い、事後措置を
> 実施するように事業者に助言をする）
> 　**例** ・長時間労働者面接（労働安全衛生法第66条の8項）
> 　　　・高ストレス者面接（労働安全衛生法第66条の10項）

②法令で医師による面接指導は義務づけられていないが、医学的見地として産業医に意見を求められるため、労働者の健康状態を把握するために必要な面接

> 例 ・健康診断の結果についての医師等からの意見の聴取（労働安全衛生法第66条の4）
>
> ・労働者の職場復帰に際しての産業医等の意見（こころの健康問題により休業した労働者の職場復帰支援の手引き）

③法令では定められていないが産業医に求められる面接

> 例 ・労働者の希望による健康相談
>
> ・人事や上司から体調が悪そうなので、と依頼される面接 など

　産業医をはじめたばかりで職場面接を行うときは、まずは**その面接がどのような位置づけであるかを把握し、面接後にはどのような判断や対応が必要であるか？ を知ったうえで面談に臨むことが大切**です。そうしないと、面談後にそんなつもりはなかった、聞きそびれたなどの状態に陥る可能性があるからです。

> 例 長時間労働者の面接の際に健康状態の確認のみを行ってしまい、具体的な業務内容などを十分に把握できず、意見書を作成する際に困り、再度面接を行う必要が生じてしまう、など

3）職場面接での共通の鉄則

　面接の種類はさまざまですが、どの面接にも共通している鉄則をあげていきます。なお、面談の方法として遠隔地への出務が難しい場合は、電話やWebを使った面談を実施している場合もあります（p140参照）。

■ プライバシーに配慮した面接場所の設定

　まずは面接場所の確保からはじめましょう。事前に担当者に確認し、なるべく会議室などの個室を用意してもらいプライバシーに配慮します。はじめて労働者と会う場合も多く、面接に来られる労働者も緊張されています。信頼関係を築く第一歩として、個室の確保や座る席の配置など話しやすい空間づくりにも工夫が必要です。

> 例 90度の位置関係で座るなど（真正面で向き合うと緊張するため）

■ 健康情報の取り扱いについて

　臨床の現場以上に信頼関係を築くのが難しいのが産業保健の場です。その理由は、「この面接で話したことは会社に筒抜けになるのではないか？」という心配を労働者が抱いているからです。そこで1つの工夫として、面接に来られた場合に、次のようにお話ししています。

例「面接の内容はご本人に断りなく会社に伝えることはしませんので安心してください。ただし、就業にかかわる場合（例えば病気で具合が悪いのに無理して働いているなど）は、○○さんにとっても会社にとってもよくないので、会社に伝えなくてはなりませんが、○○さんの意向を確認しつつ、会社が適切に対応できるような形で伝えますので、安心してください」

　また企業側にも面接の結果を伝える場合、どこまで伝えるか？　というのを事前に話し合っておくとよいでしょう。

　平成30年（2018年）の9月には『労働者の心身の状態に関する情報の適正な取扱いのために事業者が講ずべき措置に関する指針』[1] が出され、翌年4月から施行となりました。社内の健康情報の取り扱いについて見直しが必要ですので一度確認しておきましょう（Column、p90）。

■ 事前の情報収集は念入りに

　嘱託産業医の場合は月に1～2回の企業訪問になり、面接できる時間は非常に短く、人事担当者などへの報告を含めても平均して15～30分程度という場合が多いです。面接前に勤務状況や心身の自覚症状、健康診断の結果などの客観的なデータ（p39も参照）を人事から収集し面接に備えておくと、短時間の面談でも効率的に進めることができます。

■ 面接では必須の確認事項を押さえること

　産業医の面接と臨床の現場での面接の違いの1つは、産業医の面接では職務内容について詳細を聞くことです。臨床の現場であれば、身体症状を主に聞きながら問診し、診察、検査と進めていき診断します。一方で産業医の面接の場合は、身体症状や生活習慣に加えて、診察の代わりに業務について詳細を確認していきます。どんな環境でどんな業務を行っていて、量や質はどうか？　仕事上何に困っているのか？　人間関係などが原因で心身に影響が出ていないか？　などを3管理の視点で確認していきます（図4）。

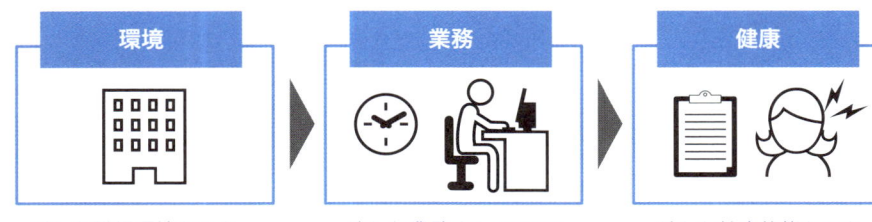

環境	業務	健康

どんな職場環境なのか
①ソフト：企業文化、社風、就業規則、規定
②ハード：物理的な職場環境（室温、温度、作業空間）

どんな業務をしているのか
①業務量：作業量
②業務内容：作業内容、作業姿勢
③指揮命令：情報共有、コミュニケーション、マネジメント

どんな健康状態なのか
①身体的：健康診断やVDT健診結果
②精神的：ストレスチェック結果
③社会的：勤怠結果（労働時間）キャリアの結果（人事情報）

図4　3管理の視点：環境→業務→健康

また本人との面接に加え、勤務状況や健診の結果、ストレスチェックの結果、上司や人事からの意見を元に判断していきます。これらは安全配慮義務の観点で、**"業務起因性の有無を確認する"**という役割も兼ねています。業務に起因して心身に症状が出ているなら、事業者に助言を行い、原因の除去や業務の軽減化、労働者の適正配置を検討していく必要があります。

■ 適切な事後措置を実施すること

労働者の心身の状態が働くにあたり適正であるか否かを判断した後、どのように事後措置を行うかが産業医の腕の見せところになります。労働者の職場や仕事内容を知っているからこそ、どこまで実際に配慮できるか助言できるからです。

4）職場面接の流れ

ここでは職場面接の流れについてイメージをつくりましょう。臨床研修のように上級医について外来見学などができればいいのですが、誰かの面談に同席するのは企業の受け入れが難しい場合も多いです。まず最初はイメージをつけて面接に臨み、慣れてきた頃には産業医の仲間や上級医に実際にどんなふうに面接を行っているか確認していくとより自信がつくと思います。

■ **面接前**

前述したように短い時間で必要な情報を得るためには、事前の情報収集が重要となります。

- ・勤務状況：残業時間、勤怠状況
- ・心身の自覚症状：健康診断の問診表や結果、疲労度蓄積のチェックリスト
- ・健康診断結果や既往歴・現病歴

上記は事業者が把握している情報であるため、依頼しておきます。厚生労働省の『長時間労働者、高ストレス者の面接指導に関する報告書・意見書作成マニュアル』[2)]などもどの情報を集めておくのかを決める際に参考になります。可能なら面談者の人事情報や所属する組織図、上司からの日頃の様子に関する情報などがわかると、本人の訴えだけでなく他者からの視点も含めて判断できます。

少しずつ事例を積み重ね、あらかじめ人事から面談前に情報が手元に来るようなしくみをつくれると、より効率的です。

■ **面接中**

いざ面接の場面。まず臨床の現場と違い、何か主訴があって自らの意思で面接に来る人ばかりではありません。特に長時間労働者などは「元気なのに忙しいなか会社に言われしかたなく来ている」という認識の人も多いです。短い時間でも効率的に面接を行い、慣れないうちは厚生労働省からでている面接時のチェックリスト（図5, 6）なども活用するのも1つです。

心身の状態だけではなく、勤務や疲労の蓄積状況、生活習慣（特に食欲と睡眠、飲酒など）などを確認していきます。業務起因性の場合は企業に働きかけて介入が可能ですが、プライベートの要因が強い場合、産業医の介入範囲を超えているということもあります。産業医のできる範囲の限界を知っておくことも大切であり、できる限り「プライベートでは思い当たる要因などはないですか？」と聞くようにしています。また労働者の服装や話口調など些細なことでも、いつもと違う変化に気づくことができると、思わぬ問題解決の糸口になる場合も！　職場面接は1秒も油断せず、労働者の話に耳を傾けてみましょう。

（5）心身の健康状況、生活状況の把握のためのチェックリスト（例）

・労働者に直接質問し、聞き取った結果を記入し、評価します。定期健康診断の結果も活用しましょう。ただし、**理学的・神経学的所見欄**（下記の※）は必ず医師が行う必要がありますが、それ以外は他の産業保健スタッフの協力を得ても構いません。

■現病歴（基礎疾患）　☐ 特になし
☐ 高血圧、　☐ 糖尿病、　☐ 脂質異常症（高脂血症）、　☐ 肥満、
☐ 痛風ないし高尿酸血症、☐ 脳血管疾患、　☐ 虚血性心疾患、　☐ 不整脈（　　　　）、
☐ 肝疾患（　　　　　　）、☐ 腎疾患（　　　　）、☐ がん（　　　　）、
☐ その他（　　　　　　　　　　　　　）
罹患経過：発症 ☐　　　年頃　その後の受療（☐ あり、☐ なし）

■定期健康診断などの所見（受診日：　　　年　　月　　日）

■主訴、自覚症状　☐ 特になし
☐ 頭痛・頭重、☐ めまい、☐ しびれ、☐ 歩行障害、☐ 動悸、☐ 息切れ、☐ 胸痛、
☐ むくみ、☐ 抑うつ気分、☐ 興味・意欲の低下、☐ 不安感、☐ 思考力の低下、
☐ もの忘れ、☐ 食欲低下、
☐ 不眠（入眠障害、断続睡眠・中途覚醒、早朝覚醒、熟睡感喪失など）、☐ 疲労感
☐ その他のストレス関連疾患（心身症）（　　　　　　　　　　　　　）

疲労蓄積の症状および本人が考えている疲労蓄積の原因

症　状	
原　因	

■生活状況（アルコール、たばこについては、最近の変化についても確認）

アルコール	☐ 飲まない　　☐ 飲む　　機会飲酒 　　　　　　　　　　　　　　☐ ビール大びん（換算）　　本／日（　　日／週） 最近の変化：（　　　　　　　　）
タバコ	☐ 吸わない　　☐ 吸う　　本／日×　　年 最近の変化：（　　　　　　　　）
運動	☐ 特にしない　　☐ つとめて歩く程度　　☐ 積極的にする
食習慣 （複数チェック可）	☐ 肉が好き　☐ 魚が好き　☐ 野菜が好き　☐ 特にない ☐ 塩辛いものが好き　☐ 甘いものが好き　☐ 薄味が好き
睡眠時間	1日あたり　平日：　　　時間　／　休日：　　　時間

■一般生活におけるストレス、疲労要因：

■検査所見等：事後措置の意見・保健指導に役立てます。

検査所見	血圧	／　mmHg
	脈拍	／分　不整脈：☐ なし　☐ あり（　　　）
	体重	kg
	身長	cm　BMI：　　　腹囲：　　cm
	その他	
	理 学 的 所 見 （※）	
	神経学的所見 （※）	
	その他	

図5　面接時のチェックリスト①（文献2より引用）

（6）抑うつ症状に関する質問（例）

・必要と判断される場合に、医師が直接、労働者に質問してください。

　※**長時間労働者**については、疲労蓄積度の状況等から必要があると判断される場合に、「その他心身の状況」の確認において、質問を行います。
　　高ストレス者については、ストレスチェック調査票上の抑うつ症状に関する質問項目等の点数が高い場合に、「心理的な負担の状況」の確認において、質問を行います。

A1	この2週間以上、毎日のように、ほとんど1日中ずっと憂うつであったり沈んだ気持ちでいましたか？	□ いいえ	□ はい
A2	この2週間以上、ほとんどのことに興味がなくなっていたり、大抵いつもなら楽しめていたことが楽しめなくなっていましたか？	□ いいえ	□ はい

A1とA2のどちらか、あるいは両方が「はい」である場合、下記の質問に進む。
両方とも「いいえ」の場合、以下のA3からA5までの質問については省略してよい。

この2週間以上、憂うつであったり、ほとんどのことに興味がなくなっていた場合、

A3	毎晩のように、睡眠に問題（たとえば、寝つきが悪い、真夜中に目が覚める、朝早く目覚める、寝過ぎてしまうなど）がありましたか？	□ いいえ	□ はい
A4	毎日のように、自分に価値がないと感じたり、または罪の意識を感じたりしましたか？	□ いいえ	□ はい
A5	毎日のように、集中したり決断することが難しいと感じましたか？	□ いいえ	□ はい

A1とA2のどちらか、あるいは両方が「はい」で、A1～A5の回答のうち少なくとも3つ以上「はい」がある。

↓

うつ病の疑いあり

↓

次の（ア）、（イ）のいずれか、あるいは両方が、
　（ア）うつ病の症状のために、仕事や生活上の支障がかなりある。
　（イ）死にたい気持ちについてたずね、死についての考え、または死にたい気持ちが持続している。

□ あり　　　　　　　□ なし

□ 専門医療機関への受診を勧める
□ 現在受診中の専門医療機関への
　適切な継続受診を勧める

□ 保健指導と経過観察

図6　面接時のチェックリスト②（文献2より引用）

■面接後

　面接後、適切に社員の状態を判断し、就業判定を行うことが産業医の役割になります。「通常勤務」「就業制限・配慮」「要休業」（p82参照）を決定し、必要に応じて事後措置として意見を提出します。特に長時間労働者・高ストレス者の場合には面接指導の結果を記録に残し、5年間保存することが義務づけられています。具体的な就業上の配慮は、「時間外制限・禁止」「出張制限・禁止」「重量物の取り扱い禁止」「運転作業の禁止」などがあげられ、その職種や職場環境に応じて、本人や上司、人事と相談しながら決定していきます。いくら本人にとって素晴らしい就業上の配慮であっても、会社が対応しきれない場合もあります。あまり会社の現状に合わないことばかりいうと、「またあの産業医は…」と言われる危険性もあるため、いい塩梅を見つけることも大切です。

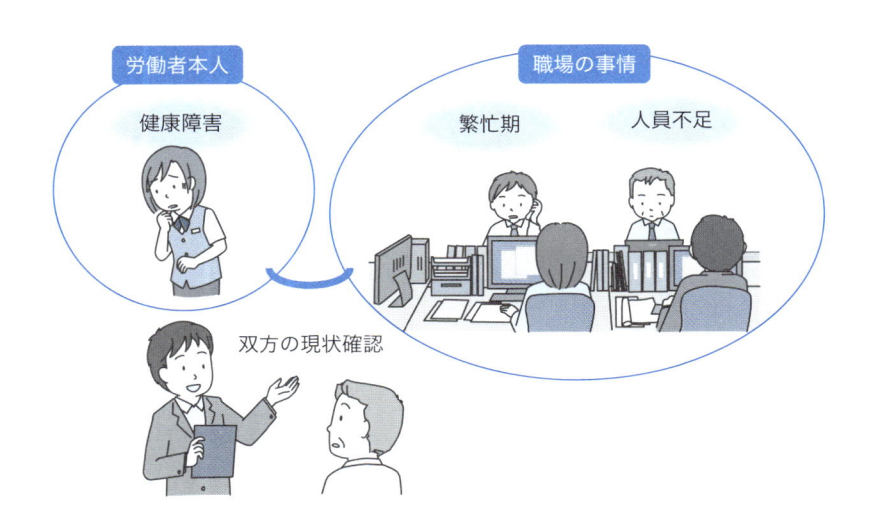

事例

長時間労働者の面談（システムエンジニアのＡさん）

産業医　Ａさん、お疲れ様です。産業医の〇〇です。今日は長時間労働面接の対象者になりましたのでお越しいただきました。お忙しいにもかかわらずありがとうございます。先月の残業が多かったようですので、体調の確認をさせていただきたいと思っています。⇦自己紹介、忙しいなかの来室を労う、面談の目的を説明などを最初に行う

労働者Ａ　こちらこそ、わざわざありがとうございます。でも、体調の確認と言われても、変わりないですし、元気ですよ。

産業医　元気であればよいのですが…気づかないうちに体は疲れていて、健康を損なっていることもありますからね。１つずつ確認させてください。先月は月の残業が90時間で、ここ数カ月は平均して80時間以上の残業時間になっていますが、忙しい業務が続いていたのですか？　⇦客観的な指標で事前に確認

労働者Ａ　そうですね。納期が近くてここ数カ月は忙しい毎日でした。

産業医　たいへんでしたね。忙しい日は今後も続きそうですか？　⇦今後の業務の見通しを確認。就業上の配慮を検討するうえで重要

労働者Ａ　あと１ケ月は少なくとも…。その後もトラブル対応などが少し続きそうです。でも業界的にはこんなの普通ですよ。

産業医　そうなんですね。ではいくつか体調確認をさせてください。健康診断の記録を確認しましたが、少し血圧が高いようですが、それ以外に何か既往歴はありませんか？　⇦持病の確認、血圧など生活習慣病のリスクがないか健康診断結果から事前にわかることは確認しておく

労働者Ａ　そうなんです、昔から少し高めで…。最近は少し太ったかなぁとも思います。

産業医　また後で体重と血圧は確認してみましょう。⇦本人が気づきやすい客観的な指標になります
その他、何か自覚症状などはありませんか？

労働者A 少し疲れたなと思うことと肩こりがひどくなった気がします。

産業医 職業柄、肩こりや眼痛、頭痛なども起こりやすいですよね。よく健康相談室にも相談に来られますよ。 ⇦職場巡視をしていたり、その職業のことを知っているとより具体的にイメージすることができます それ以外に睡眠や食欲はどうですか？ ⇦**睡眠と食欲は必ず聞くようにしましょう**

労働者A そうなんですよ。みんな最近疲れてて…。睡眠は平均4〜5時間くらい。食欲はあります。

産業医 平均4時間ですか…。それは少し心配ですね。その間はしっかりと眠れていますか？ 早朝に目が覚めたり、途中で何回も目が覚めるなんてことはないですか？ ⇦不眠の確認

労働者A たまにトラブルがあると目が覚めることはありますが…。それ以外は熟睡できてます。

産業医 熟睡できているならよかったです。睡眠はとても大事ですよ。毎日の睡眠が6時間をきると心筋梗塞などのリスクも上がってしまうため[3]、可能なら6時間をとるように工夫してみてくださいね。 ⇦客観的な数字を示したり、面談で健康教育を行います

労働者A そうですよね。ついつい疲れてるのに寝る前にスマホでゲームとかしちゃうので…。忙しい間は睡眠時間をしっかりとれるように工夫したいと思います。

産業医 食欲はあるとのことでしたが、3食とれていますか？ また何時頃にとられていますか？ ⇦食欲低下、食欲増進などの変化がメンタルヘルス不調の早期発見につながることがあります。食事の時間によって、体重の増加につながっている可能性があります

労働者A 朝は少しムカムカしてとれないことも…。昼はお弁当をとっていて、夜は帰宅後なので大体22〜23時ごろです。途中でおやつなどの間食をすることもあります。

産業医 なるほど。少し夕飯が遅いことも体重が増えてきていることと関係があるかもしれませんね。週末はどうされてますか？ リフレッシュできていますか？ ⇦週末、起き上がれないなどが続くとメンタルヘルス不調の可能性もあります

労働者A　週末は家族サービスで1日は出かけています。ゆっくりしたいのですが、なかなかそうもいかなくて…。でも子どもたちと遊ぶのは気分転換になるので。

産業医　なるほど。ご家族と過ごされているのですね。仕事も家庭でも役割があるので、ゆっくりできないですよね。本当に毎日お疲れ様です。　⇦最大限の労いをします

　また今回の原因ですが、納期が近いということで仕事の量が多いのが主な原因でよかったですか？　人間関係や仕事の内容が変わったなど他の要因はありませんか？　⇦その他の長時間労働の原因がないか確認する

労働者A　それはないです。人間関係には非常に恵まれています。

産業医　それはよかったです。その他に気になることなどはありませんか？　⇦最後に少しずつ関係ができてきたところでオープンな質問もとり入れる

労働者A　大丈夫です。

産業医　わかりました。では今回の面談結果では、いますぐに就業制限は必要ないと判断しますが、もし今後体調が悪化するようでしたら、遠慮せずにご相談ください。また、この先も長時間労働が続いた場合、面談が入ると思います。その際は忙しいところ申し訳ありませんが、状況を確認させてください。

　⇦今回の面談結果と何かあったら連絡できるように伝えておく

まとめ

- ● 必要最低限の社会人ルールを身につける
  - ■ 産業医も社会人としての評価を労働者や人事から受ける
  - ■ 最初の2秒で決まる：挨拶と名刺交換が重要！
- ● 産業医の姿勢
  - ■ 働けるくらい健康な人が相手であることを意識すること（患者さんではない）
  - ■ 相手の話を聞く姿勢をとること（ニーズを引き出す）
- ● 職場面接は1秒も油断しないこと
  - ■ 労働者の心身の状態が働くにあたり適性か、を判断する
  - ■ 3管理の視点で情報収集し、業務起因性の有無をチェックしながら適切な事後措置を提案する

文 献

1）『労働者の心身の状態に関する情報の適正な取扱いのために事業者が講ずべき措置に関する指針』（厚生労働省），平成31年
https://www.mhlw.go.jp/stf/newpage_01170.html
➡会社で健康情報を取り扱うにあたり知っておくべき指針

2）『長時間労働者、高ストレス者の面接指導に関する報告書・意見書作成マニュアル』（厚生労働省），平成27年
https://www.mhlw.go.jp/bunya/roudoukijun/anzeneisei12/dl/151124-01.pdf
➡産業医面接を始めたばかりの頃に役立つマニュアル

3）Hamazaki Y, et al：The effects of sleep duration on the incidence of cardiovascular events among middle-aged male workers in Japan. Scand J Work Environ Health 37：411-417, 2011

● 日本産業衛生学会川上憲人理事長から政策法制度委員会への諮問事項 産業医の権限強化に関する答申（平成31年1月27日）
https://www.sanei.or.jp/images/contents/390/Report_OP_Policies_and_Regulations_Comittee.pdf
➡産業医の勧告権を行使する際の留意事項がまとめられている

● 『産業保健ストラテジーシリーズ 第4巻 職場面接ストラテジー（第2版）』（佐藤裕司, 大里厚 編），バイオコミュニケーションズ，2018
➡職場面接の基本から応用まで学ぶことができる

Column

産業医のスタンス

産業医業務をしていれば、必ず産業医としてどの立ち位置で専門的な意見を述べているのか振り返らざるを得ないため、以下を読んだうえで、自分のこととして自分の言葉で言えるようになってほしいと思います。

■ 川島恵美の場合（事業者：労働者＝５：５の割合）（図1①）

私の場合、産業医は、産業医学の専門家として、事業者と労働者のどちらか一方に偏るのではなく、"常に独立性・中立性を保持しなければならない存在"だと考えています。私個人として判断するなら、どうしても無意識下にどちらかに偏ってしまいます。だからこそ産業医の専門性や使命を意識し、どちらにも責任を追っている立場として、何が産業医学としての答えかを常に意識し助言をしています。産業医学の考え方を両者に伝え続けることで、企業風土として浸透し"労働者の健康"⇔"事業者の利益"と双方向に発展できることが、自律的な産業保健活動につながり、重要だと考えています。

困難な問題であっても両者にとってベストな答えは何かを考え、どちらかが不利になってしまいそうなら、よりベターな着地点を考えて助言をしています。私が行った判断が本当にどうだったか？ という答えは短期でわかるものばかりではありません。最初は苦しくても、長期的にみたらベストな判断だったという場合もあります。きれいごとだと言われるかもしれませんが、このスタンスで産業医としての幅を広げたいと日々精進しています。

■ 山田洋太の場合（事業者：労働者＝９：１の割合）（図1②）

私の場合、産業医の歴史的背景や働く人の健康を創ることを考え、このような割合で産業医としての立ち位置を明確にしています。"企業価値を高める産業医"こそが優秀な産業医だという信念をもっています。同時に職場という非常に危険な場所から危険性を取り除かないことには、労働者の健康を創ることは難しいと考えます。ただ労働者目線で産業医業務をしなくてよいというわけでは決してありません。労働者から信頼を得ることは、組織を動

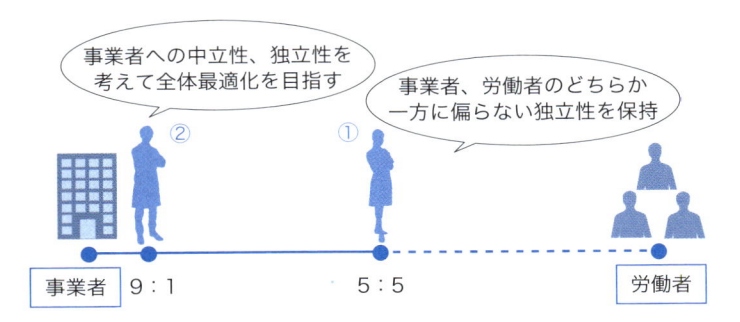

図1　産業医としてどの立ち位置で仕事をするか

かすうえでも非常に重要な要素だからです。しかし個の労働者目線が強すぎる場合、部分最適が優先され、組織全体の最適化を行うことができません。産業医の中立性、独立性は労働者だけでなく、事業者へも適応するべきであり、それにより全体最適化がなされます。企業価値を高めていくことで、結果的に労働者の健康も創れると信じています。

■ 自分の場合…を考える際の注意

　産業医によって事業者や労働者優位の度合いが異なることは理解できるものと思います。ここで注意したいのは、**決して労働者だけを優先的に考えて産業医の仕事をやっていないという点**（図1の-----）です。これはとても重要です。臨床では、患者ファーストであることが最優先であることが多いのですが、産業医では異なります。事業者優位という視点であっても決して労働者をないがしろにしている、事業者の言うことだけを聞いているわけではありません。事業所全体のために何ができるのかという視点で産業医活動をしていることになります。

　産業医の仕事をやっていくなかで、自分らしいふるまい方や立ち位置が出てくると思います。自分なりに整理されていくとよいかと思います。

文献

● 『産業医の倫理綱領』（平成10年11月　健康開発科学研究会）
https://www.mhlw.go.jp/www2/kisya/kijun/20000714_01_k/20000714_01_k_sankou4.html
➡産業医の使命や独立性など、産業医特有の倫理について触れている

実践編

1 組織へのアプローチ

　産業医の仕事のなかでも最も醍醐味を感じるのが組織へのアプローチです。臨床と異なり、1日、1週間、1カ月で変わるものではなく、半年、1年、数年で変化を感じるものです。組織へのアプローチは、労働者個人への対応よりもより計画的に、優先順位をつけ、さまざまな人を巻き込みながら行います。組織へのアプローチそのものが、対応であり、予防となります。

　今回は、組織へのアプローチが実施しやすい"7つのステータス管理""衛生委員会""職場巡視"の3つを学んでいきましょう。

A 7つのステータス管理の重要性

Scene

産業医業務も企業にも慣れてきた羊田だったが、月1回の出務では踏み込んで対応することはできなかった。メンタルヘルス不調で休んだ社員に対する復職判定や復帰後のフォローは個々の対応に終始していた。

「産業医は予防的なアプローチができると聞いていたのに、なかなか難しいな…」

《出務日》

人 事 先生、今日も面談お疲れ様でした。いくらやってもやっても、発生するので、困っています。**何か予防できるいい方法はありませんか？**

Dr. 羊田 （…ついにきたぞ！）もちろん、ありますよ。ぜひ進めていきましょう。

人 事 具体的には何からやったらいいですか？

Dr. 羊田 （何から!?　改めて、どう進めていけばいいんだ？）えっとですね…。いくつか案を出すので、またメールでご連絡しますね…。

働く人の健康を身体や精神といった領域別だけでなく、労働者の状況によって7つのステータスに分類するとわかりやすく組織をとらえることができます。

これによって労働者の職場問題が整理されやすく、産業医や人事として把握する数値も明確となり、職場問題のターゲットに対して改善提案がしやすくなります。

「労働者の職場での状態」は必ずこの7つのどれかに該当します（表1）。

この7つのステータス管理と領域（メンタルヘルス、生活習慣病、長時間労働、がんなど）を組みわせて、**状況を見える化し、定性的に定量的に分析、介入方法を考えましょう。労働者の状態に応じて、ターゲットを明確にすれば、介入がより効果的になります。**具体的に見ていきましょう。

表1　7つのステータス

1. 健康な労働者	業務遂行性が100％前後の労働者
2. 不健康な労働者	症状で業務遂行性が70〜100％未満に下がっている労働者 ※職場では問題になっていることはありません
3. 生産性が低下している労働者	症状によって業務遂行性が30〜70％まで下がっている労働者 ※多くの場合、上長や同僚の問題認識があります
4. 短期休業の労働者	風邪や下痢などで約2週間未満の休み、業務遂行性が30％未満の労働者
5. 長期休業の労働者	約2週間以上の休み、業務遂行性が30％未満の労働者 ※休業中の状態によっては日常生活が可能になっている期間もあります
6. 復職後の労働者	長期休業の後工程で、復職後3カ月以内の労働者
7. 私傷病退職の労働者	長期休業の後工程で、残念ながら復職できなかった労働者

1）7つのステータスとは？

　臨床現場では患者さんの問診やバイタルサイン、身体所見から緊急度や重症度の分類をしています。産業医の現場でも労働者の状態をいくつかの判断軸で分類して、労働者の重症度として反映させています。働く人の健康の場合、"健康度合い"と"業務遂行性（生産性）"の2つで分類すると重症度がよりわかりやすくなります。

　この7つのステータスは、それぞれの間で関係性があり、例えば「1. 健康な労働者」ステータスから「5. 長期休業」ステータスにいきなり飛ぶことはありません。その前に「2. 不健康」や「3. 生産性低下」ステータスを経てからステータス変更となります（図1）。

　図2の縦軸の業務遂行性の高低に応じて7つのステータスを見てみましょう。多くの企業では、重症度の高いステータスである「5. 長期休業」と「7. 私傷病退職」への関心が強いためこのステータスを切り口に人事と相談して組織へのアプローチを考えてもよいでしょう。

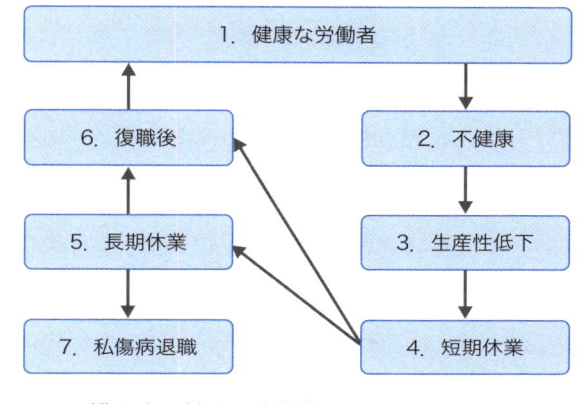

図1　働く人の健康の全体像

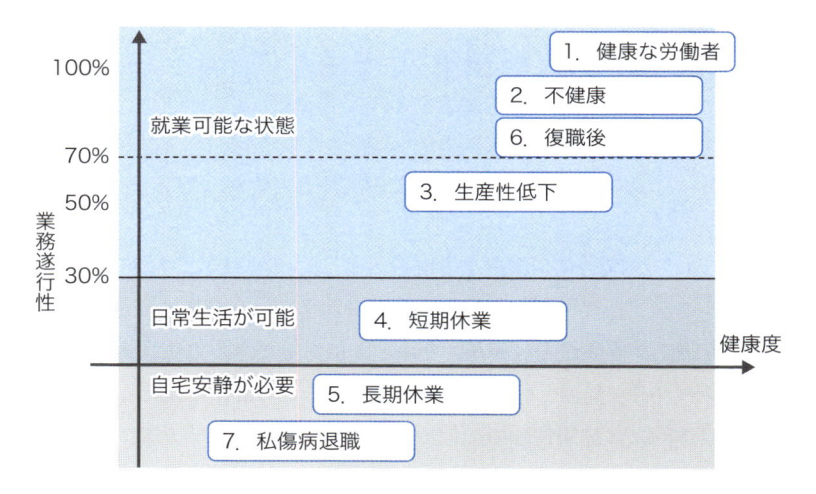

図2　7つのステータスと業務遂行性（生産性）

2）7つのステータスの管理手法

　この7つのステータスは、組織や労働者の状態そのものだけでなく、状態の前工程と後工程がフローで明確になるメリットもあります。図3のようにそれぞれのステータスから次のステータスに移る過程に対する管理方法には名前がつけられています。

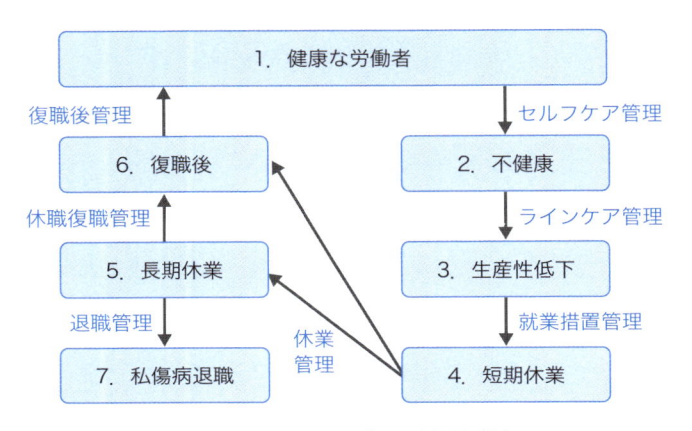

図3 7つのステータスとそれぞれの管理手法

- セルフケア管理（健康 ⇒ 不健康）：
  労働者自身が自ら健康をとり戻す管理
- ラインケア管理（不健康 ⇒ 生産性低下）：
  上長が労働者へかかわって生産性をとり戻す管理

　もし状況が"1.健康な労働者"と"2.不健康"であれば、労働者へのセルフケアを提供します。労働者自身がまずは自分の心身の状態を知ることを促し、危険信号は何か、そのときに対処できる方法はあるのか？ などを気づかせ、健康と仕事のパフォーマンスとの関係を教えるとよいでしょう。具体的には健康情報の配信やセルフケア研修を行う組織などがあります。

- 就業措置管理（生産性低下 ⇒ 短期休業）：
  人事や産業医、上長が就業上の配慮する管理
  ※この管理名は本書でのみ使用しており（一般的ではない）、人事の施策

　もし生産性が明らかに低下しており、短期休業が必要な場合は、本人のみへの関与では解決しません。企業側（人事担当者や上司）にアプローチし、時間外勤務の制限や出張禁止、業務量の軽減などを指示し、休業にならないように回復をはかります。一方でこのステータス変更へのアプローチ

としては、短期休業制度を人事の施策としてルール化するといった方法があります。

- ●休業管理（短期休業 ⇒ 長期休業）：
  人事や産業医が長期休職直前まで管理
- ●休職復職管理（長期休業 ⇒ 復職後）：
  人事や産業医が休職中、復職直前まで管理
- ●復職後管理（復職後 ⇒ 健康）：
  人事や産業医が再休職予防、通常勤務までの管理
- ●退職管理（長期休業 ⇒ 私傷病退職）：
  人事が私傷病による退職を管理

　休業になってしまった場合は、主治医の意見や生活リズム表を参考にして職場復帰可否を判定し、人事と協力しながら、復職後のステップを具体的に進めていく必要があります（p150参照）。短期休業か長期休業かで給与や人事考課、残りの休暇の取得などが変わってくるため、しっかりとその会社の就業規則を理解したうえで本人や会社と話をすることが大切です。組織へのアプローチとしては、休職復職規定を作成したり、休職中の労働者への支援、主治医との連携などがポイントになります。

　7つのステータスを理解したうえで、領域ごと（メンタルヘルス、生活習慣病、長時間労働、がんなど）の課題を整理していきましょう。産業医としてどの部分から企画・提案するかの見極めは、なんといっても**「企業（人事）が何に課題を感じるか」**です。

　人事の明確な課題があった場合は、情報提供として他社での取り組みを紹介しましょう。産業医のかかわり方としては、衛生委員会などの会議体を活用し、会社全体で取り組めるようにしていくとよいでしょう。

　人事の明確な課題がない場合は、産業保健活動にあまり関心がない証拠ですので、情報提供として労働基準監督署の動きや裁判事例の紹介をしましょう。産業医としては、自分が必要だと思うことを押しつけるのではなく、人事の潜在的なニーズを引き出せるようにしっかりと現状を聞いたうえで、一緒に優先順位をつけていくことが大切です。

Scene

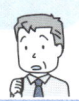

> 何からはじめたらいいかわかってきたぞ。まずは次回訪問したときに、担当者に困りごとを聞いて、ニーズを確認しよう。
>
> ....
>
> **Dr.羊田** では予防的な取り組みということですが、どの健康レベルの層にアプローチするかによって対策は異なります。何かご希望などはありますか？
>
> **人事** んんん…そうですね、私の立場からは具体的に出てこないのですが、何かやらないといけないかなって思っています。
>
> **Dr.羊田** それでは衛生委員会で委員の皆さんにご意見を聞き出すこともよいかもしれませんね。

　衛生委員会は、産業医の出席は任意ですが、出席することが望ましいとされています。労働安全衛生法第18条に明記され、常時50名以上の事業場では毎月1回は開催しなければならないとされています。衛生委員会と安全委員会を合わせて安全衛生委員会とする合同開催も可能です。

　産業医が衛生委員会で活躍するためには、衛生委員会の知識と活性化するための運営システムを知らなければなりません。ここではこの2つを中心に衛生委員会を利用した組織の予防的な取り組みについて学んでいきましょう。

1）衛生委員会とは何をするのか？

　衛生委員会とは、**職場の環境改善のために調査審議をする場**です。ここで審議されたことは"決定"ではなく、委員長や衛生管理者、人事労務の担当者から会社全体の決定として経営会議に議案としてエスカレーションされて決定されます。

　職場の環境改善の調査審議となるとテーマとしては、もちろんオフィス含めた職場の環境のことも多いのですが、それだけでなく労働災害の発生、

健康診断やストレスチェック、長時間労働、感染症の状況も議題として挙げて話をしましょう。さらに休職復職のルールや福利厚生についても話題にのぼることが多く、産業医は講話やレクチャーという形式で専門家としての情報提供をする機会も多いでしょう。

■ 衛生委員会のメンバー

衛生委員会に参加しなければならないメンバーを図4に示します。

ルールとして使用者側と労働者側の人数比率は、労働者側が過半数以上と決まっています（委員長は除きます）。そこで委員長を含めて7人で開催するのか、5人で開催するのかの問題が発生します。衛生管理者と人事労務が兼任となる場合は、使用者側が2名となり、労働者側委員の最低参加人数が2名となり5名での開催となります。

兼任に関しては、大丈夫な労基署とそうではない場合もありますので、確認してください。

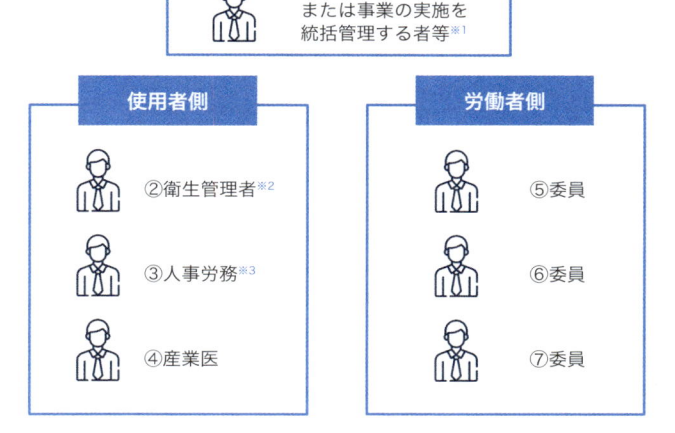

図4　衛生委員会の構成
※1　所長、部長、課長など現場の責任者がなることが多い
※2　50人以上の事業所で必要、資格が必要
※3　今回はわかりやすくするため、「人事労務」と「当該事業場の労働者で衛生に関し経験を有する者」を同じにしていますが、正確には後者であれば十分です

2）衛生委員会で産業医のかかわり方

　衛生委員会は、職場環境の改善を月1回審議できる唯一の会議体になります。そう考えると産業医の参加は法律上は任意ですが（構成員としては必須）、できる限り参加して産業医としての意見を必ず伝えましょう。

　衛生委員会で産業医として求められる意見・提言は下記の通りです。

　①働く人の健康創りの専門家としての意見
　②他社や同業種で発生している職場環境の問題、解決案
　③担当企業でまだ顕在化していないが重要な問題

　参考までに①〜③の例を示します。

例 ①今回の働き方改革関連法によって4月1日以降、長時間労働者の対応方法が変わりました。

　②オフィス勤務者の多い企業では、6月や11月から空調の問題が従業員から意見として出ることがあります。

　③地震発生時や感染症発生時の緊急対応について、従業員への連絡やフロー、備蓄などはどうなっていますでしょうか。

　場合によっては講話やレクチャーを10〜15分を実施することで改善に向けた審議を活性化させることもできます。講話やレクチャーは長くても30分を超えないようにしましょう。本来審議しないといけない話題が議論できなくなるからです。

　よく使うテクニックとして、「今、審議している問題に対して、産業医の立場では○○だと思います。法律では△△と書かれていることから□□を推奨します」という具合に、産業医の立場を明確にしながら議論を活性化させましょう。

例 「ディスプレイ等で眼精疲労や腰痛が出るといったVDTに対して健診を行うことは、産業医の立場からはよいとは思うものの、明確なターゲットを決めないと無駄になることが多くなります。VDT健診に関しては、法律ではなくガイドラインで推奨している健診になります。その健診も徐々に対象者をゆるくしていることも勘案すれば、全員に実施するというよりも

対象者を明確にすることを推奨します。参考資料[1] はこちらです」

3）失敗しない衛生委員会の進めかた

衛生委員会も長らくやっていると形骸化が問題になることも多くあります。そのような衛生委員会のパターンの代表にPDCAがまわっていない状況が挙げられます。

PDCA（Plan 計画立案 → Do 実施 → Check 進捗確認 → Action 再実施）（図5）のサイクルをしっかりとまわすことが大切になりますが、これらのうち1つでも問題が発生すると委員会としての機能が低下してしまいます。

これらのPDCAが衛生委員会議事録に反映されるようにしましょう。議事録の記載は、衛生委員のもち回りでもよいですし、衛生管理者が担当してもよいでしょう（図6）。エクセルや健康管理クラウドシステムを使用するのも便利です。

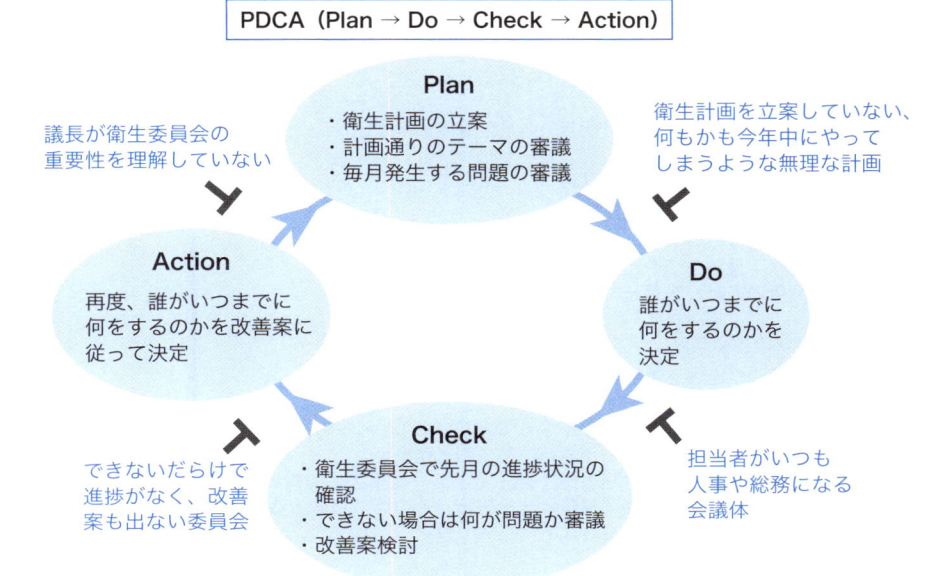

PDCA（Plan → Do → Check → Action）

Plan
・衛生計画の立案
・計画通りのテーマの審議
・毎月発生する問題の審議

議長が衛生委員会の重要性を理解していない

衛生計画を立案していない、何もかも今年中にやってしまうような無理な計画

Action
再度、誰がいつまでに何をするのかを改善案に従って決定

Do
誰がいつまでに何をするのかを決定

Check
・衛生委員会で先月の進捗状況の確認
・できない場合は何が問題か審議
・改善案検討

できないだらけで進捗がなく、改善案も出ない委員会

担当者がいつも人事や総務になる会議体

図5　衛生委員会が活性化する状態と形骸化する因子
青字に示したような要因がPDCAのサイクルをまわす際に阻害因子になる

2019 年 9 月委員会議事録

《 実施日 》 2019 年 9 月 27 日　　　 14：00 ～ 14：30

[記録者] 福田

▶出席者
　　・石野（議長、統括衛生管理者）
　　・羊田（産業医）
　　・渡辺（衛生管理者）
　　・福田（SM チーム）

▶欠席者
　　・酒井（衛生に関する経験を有するもの）
　　・田中（CS チーム）　・安田（Dev チーム）

▶前月の報告事項
　1．労災発生件数
　　・労災：0 件
　　・通勤災害：0 件　　　　　毎月必ず報告
　2．時間外労働状況
　　・平均時間　9.25 時間（直近 4 カ月）
　　・45 時間以上　3 名

・委員は委員会参加前に周囲の従業員に職場環境に関する意見を聞いておく
・従業員個人名は、極力出さない、記載しない

▶今月の審議内容

議題ごとに「担当者」「現状」「今後の方針」を整理し、進捗確認する

　1．前月からの継続審議事項
　　・議題 1：オフィス内でコバエが発生する
　　　担当者：酒井
　　　現状：前月の衛生委員会で，以前効果のあったスプレー対策を再開することに
　　　　　　決めた
　　　今後の方針：スプレー確認

　　・議題 2：災害時・緊急時のルール化
　　　担当者：石野
　　　現状：連絡方法や出社判断等のルールを決める
　　　今後の方針：来月までに作成

　2．新規の審議事項
　　・議題 1：職場巡視開始
　　　担当者：渡辺・羊田
　　　現状：オフィスに物が多くなってきている
　　　　　　机の下にも荷物がおいてあることが多い
　　　今後の方針：衛生管理者週 1 回チェック、産業医 2 カ月に 1 回実施して、
　　　　　　　　　適宜整理整頓状況を確認、その場で指摘する

　　・議題 2：クーラー問題
　　　現状：様子見

図 6　衛生委員会議事録（サンプル）　iCARE 社 Carely の衛生委員会議事録より

衛生委員会をはじめるにあたりいくつかのルールを決めておくとスタートしやすくなります。

ルール1：月1回の委員会参加前までに委員は5〜10分程度でよいので、他の労働者に働きやすい職場かの確認、問題提起を促し、ヒアリングの結果を委員会で共有する
ルール2：提案された議題は、衛生委員も含めて均等に役割を決めて対応をしていく
ルール3：衛生委員の参加は必須として、不参加時は別の代役を立てる
ルール4：衛生委員は1年〜2年を任期にする

上記のようにルールとして決めておくとやりやすくなります。ルール3は、衛生委員会は事業に関係ないと他の会議を優先して参加しない委員が出ることを防ぐ意図があります。また、ルール4は、さまざまな部署の人に衛生委員会で行っていることを知ってもらうことが狙いです。これによりボトムアップな職場環境の改善につながり、元委員が味方になってくれ情報のトスアップの発生も期待できます。

4) 安全衛生計画のつくり方

　安全衛生計画のイメージは図7の通りです。リスクアセスメントをしたうえで、安全衛生計画に優先順位を展開していきましょう。リスクアセスメントは、大項目に「5管理」を、中項目に領域を、小項目に具体的な事象を記載し、それぞれの現状の課題や論点を一覧化します（図8）。誰からの問題提起だったのか発言者名も記載しておくとわかりやすくなります。

　そのうえで「容易さ」×「インパクト（影響度）」×「緊急度」の3軸をそれぞれ1点〜5点におおよその感覚でよいので数値化し掛け算をして点数の高いものを優先して取り扱います。このリスクアセスメントのなかのトップ3くらいを安全衛生計画に入れるとよいでしょう。

　リスクアセスメントで組織の問題が顕在化されたからといって、すべてを安全衛生計画に盛り込みすぎない、詰め込みすぎないでください。

基本方針　1. 安全衛生関係法令及び社内基準を遵守し、より一層の安全衛生管理に努めます。
　　　　　2. 職場の危険有害要因の明確化と対策の優先度を定めるリスクアセスメントを実施し、安全で快適な職場づくりを推進します。
　　　　　3. 過重労働及びメンタルヘルスによる健康障害を防止するため、衛生管理体制の充実を図り、社員の健康確保対策を推進します。
　　　　　4. 全社員とのコミュニケーションを図り、全員参加の安全衛生活動を実行していきます。
　　　　　5. 社員教育および社内広報活動を通じて、安全衛生意識の啓発に努めます。
　　　　　6. 安全衛生活動の実行に当たっては、適切な経営資源を投入し、効果的な改善を継続的に実施します。

目標　　　・安全衛生会議を毎月開催し、活動を活性化する
　　　　　・定期健康診断の受診率 100%
　　　　　・災害発生時の対応訓練を毎年継続的に実施する

重点施策	実施項目	年間スケジュール（上段：計画　下段：実施）												担当者	実施内容詳細
		4月	5月	6月	7月	8月	9月	10月	11月	12月	1月	2月	3月		
安全衛生管理体制【体制構築】	毎月第3曜日に安全衛生委員会の実施	●	●	●	●	●	○	○	○	○	○	○	○	BBB	・労働災害、時間外労働、勤務状況確認 ・職場の課題抽出、PDCA 実施
	労働者全員への活動の周知徹底	●	●	●	●	●	○	○	○	○	○	○	○	BBB	・目標の共有、実施状況の共有 ・関連資料の場所を共有
	衛生管理者、産業医資格の確認										○			BBB	・来期以降の確認
安全衛生教育等【衛生教育】	管理職研修（ラインケア、セルフケア）			●					○					AAA	・管理監督者（グループリーダー等）向けのセミナー
	ストレスチェックの実施後の課題研修													来期	△検討中、今期で実施する可能性も検討
	労働者全員への健康情報の配信	●	●	●	●	●	○	○	○	○	○	○	○	BBB	・産業衛生講話の資料を全従業員へメール
	IT 健保の契約施設の積極活用							○				○		BBB	・関東 IT 健保の施設を定期的に紹介
	社内での健康維持対策セミナーの立案				○ 未									AAA	・姿勢セミナーのような外部からの出張セミナー
	メンタル不調者対応のルール制定、運用状況確認	●		●			○		○		○			BBB	・管理職（グループリーダー等）研修で共有

図7　安全衛生計画書（例）

実施月に「○」を入れておき実施したら「●」へ変更する

大項目	中項目	小項目	課題・論点	発言者	容易さ	インパクト	緊急度	優先順位
作業環境管理	工場●●職場巡視	職場巡視		△△	5	3	5	75
健康管理	休職復職対策	復職後対応	復職後プランのルール、ひな形がない	○○	5	3	5	75
健康管理	休職復職対策	休職復職対応	休職復職のルールがない	○○	5	3	5	75
健康管理	休職復職対策	休職者対応	休職者面談の日程調整が難しい	△△	5	3	5	75
作業管理	過重労働対策	対応	今まで100時間だったが、80時間へ減らすための取り組み	○○	4	4	4	64
健康管理	健康診断対策	受診促進	健康診断の受診率が不十分な状態である	○○	3	5	4	60
健康管理	ストレスチェック対策	実施	ストレスチェックの受検率が悪く、受検率を高めたい	△△	3	5	4	60
健康管理	ストレスチェック対策	分析	ストレスチェック結果を分析する	□□	3	5	4	60
健康管理	健康診断対策	面接指導	一定基準による面接指導の実施と判定区分	△△	4	3	4	48
健康管理	不調者対策	面接指導	全国にスタッフがいることで対応が困難である、2000名が社外にいる	○○	2	4	5	40
作業管理	在宅勤務者対応	対応	在宅勤務者の適応のルールがなく、作成する必要あり	○○	1	5	3	15
作業管理	出向者対応	対応	出向者の離職が増えており、メンタルヘルス対応が必要ではないか	○○	1	5	3	15
健康管理	不調者対策	面接指導	在宅勤務、遠隔就労者への相談窓口を設置することを検討したい	△△	1	5	3	15
作業環境管理	有害業務対策	職場巡視	現時点で実施しているものの PDCA がまわっていない、遅い	△△	3	2	1	6
健康管理	感染症対策	感染症規定	家族にインフルエンザ罹患者が発生した時のフローを従業員が理解していない	△△	3	2	1	6
作業管理	VDT 対策	職場巡視	眼精疲労、腰痛が多いので、セルフケアの対策ができないか	○○	2	2	1	4
健康管理	健康診断対策	事後措置	医療機関への受診促進、確認等	△△	2	2	1	4

図8　リスクアセスメント

数値はできるだけ明確な基準があったほうがよいが、以下の例のようにおおよそでもよい
例）【インパクト】5点＝全社へ影響、3点＝部門全体へ影響、1点＝特定の個人1名へ影響
　　【緊急度】5点＝労働者の健康を害しうる、企業リスクが高くなる、労基署指導対象、3点＝1年以内にやらないといけない

　　安全衛生計画書もさまざまな作成のしかたがありますが、年間スケジュールをプロセス管理できるような表がよいでしょう。重点施策を「5管理」で、実施項目を課題別に挙げて、年間スケジュールで実施予定月に「○」を入れておきます。実施されれば「●」へ変更するという具合です（図7）。担当者名も記載しておくと誰が責任を負っているのか明確になりますので、おすすめです。

　　この安全衛生計画書を衛生委員会で産業医から説明して方向性について共有、周知しましょう。会社全体に周知する必要はありません。

　　このように計画的に進捗を衛生委員会で実施することができれば、形骸化することはありません。産業医として、衛生委員会が活性化するように積極的にアドバイスをしていきましょう。

C 職場巡視から開始

Scene

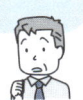

現場に行くと、この会社のことがさらによくわかって新鮮だったな。IT系の会社って今まで縁がなかったけど…若い人も多くて、企画をしている場所とかオシャレだった。システムエンジニアの人はパソコンと向き合いながら仕事していて、同じ姿勢だとつらいだろうなぁ…

人事 先生、この前の冷房対策ありがとうございました。最初は不満の声もありましたが、ただ感覚ではなく、事実に基づいてルールを決めたので、多くの社員は納得してくれています。一緒にレクチャーもあったのがよかったです。

Dr.羊田 （なんと、嬉しいことだなぁ）それはよかったです。

人事 そこで次のお願いなんですが、最近エンジニアから眼が疲れる、腰が痛いっていう相談が増えています。まあパソコンを使って仕事をしているので、当たり前だとも思うのですが。

Dr.羊田 そうなんですか。実は巡視のときに気になっていました。もう少し状況を詳しく教えてください。

職場巡視は業種によっては重視されない傾向にありますが、実は上手に使うと組織へのアプローチや労働者との関係改善につながる大切な役割を担っています。職場巡視を通して組織の改善を促してきましょう。

1）職場巡視とは何をするのか？

職場巡視は、現場の匂いがわかる唯一の産業医の仕事です。現場で直に見て聞いて感じて得る情報は、労働者や人事、経営者から話のみで得る情報とは種類の異なるものです。

職場巡視の目的は以下の通りです。

①作業現場や業務環境の雰囲気（匂い）を感じる
②作業や業務方法、衛生状態を把握し改善する
③労働者と現場で接することで信頼関係を構築する

　健康管理の上流に、業務管理と環境管理があり、ここにアプローチできる産業医の仕事になります（図9）。

　作業現場や業務環境の雰囲気を理解しないまま、労働者の健康管理に向き合ってしまうと労働者との認識のズレが発生し、信頼関係を築くことができません。また現場を見ることで（私達の想定とは違う世界がそこに広がっています）、労働者のおかれている状態が把握でき、それを理解したうえでの改善につなげることができます。もちろん現場には労働者がいるので、そこに産業医が来て挨拶をするだけでも産業医は現場を理解してくれているといった安心感を労働者側につくり出すことができます。何より**労働者と面談をする際にその職場を想像できることは、適正配置や事後措置を考えるうえで重要になります。**

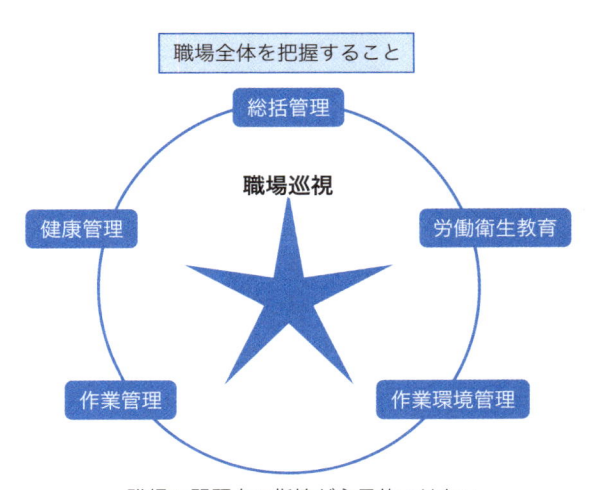

職場の問題点の指摘が主目的ではない

図9　産業医による職場巡視の目的

職場巡視は、月1回以上の頻度で定期的かつ計画的に行う定期巡視と、特定の状況を確認するための臨時巡視（新規作業開始時、リスク低減対策の確認時など）があります。

2）職場巡視のルール変更（改正 労働安全衛生規則第15条）

　事業者から産業医に所定の情報が毎月提供され、事業者の同意があれば、産業医の職場巡視頻度を、毎月1回以上から2カ月に1回以上にすることが可能になりました。ただし以下のポイントを注意しましょう。

①衛生管理者が少なくとも毎週1回行う作業場等の巡視結果＊が産業医に情報共有されている
　＊ 巡視結果：巡視を行った衛生管理者の氏名、日時、場所、指摘事項および講じた措置内容
②衛生委員会等の調査審議を経て事業者が産業医に提供することを決めたものが産業医に情報共有されている
　例 特定の作業条件、業務内容、労働時間（組織全体の状況）、健康に配慮する必要のある労働者名等
③長時間労働にかかわる労働者氏名、情報が産業医に情報共有されている

　従って50名前後の企業で産業保健体制をそれほど必要としないような事業場で2カ月に1回の産業医訪問でよいとされているのは、職場巡視が2カ月に1回でよいとされていることに関連しています。おすすめとしては、やはり1カ月に1回は訪問したほうが③が達成しやすくなります。

3）職場巡視で産業医のかかわり方

　担当企業の規模や業種業態によって職場巡視の方法が異なるため、人事や総務、施設担当者、安全担当者と相談をしながら職場巡視の現場評価を進めていくことをおすすめします。
　事前に確認・準備するものを表2に示します。労働者がいるところはすべて巡視し、同じ職場を継続して巡視することが重要です。

表2　職場巡視の事前確認事項・準備するもの

環境	企業の概要、組織図、人員配置図、職場平面図、作業環境測定結果
作業	長時間労働職場
健康	健康診断結果、要配慮者リスト
その他	過去の職場巡視記録、職場の年間計画活動一覧、衛生委員会議事録

職場巡視を30分で実施する場合のイメージ

・職場巡視を定期的に、計画的に実施する
・衛生管理者や施設担当（総務）、衛生委員と一緒にチームで職場をまわる
・事前に決められた区画（30分以内に回れる範囲）を中心に安全面、衛生面の両方から一緒に議論する
・職場巡視するチェックシート（図10）を持ち歩きながらチェックする
・スマートフォンで写真をとって議事録に添付しておく
・その場で改善をするか、次回衛生委員会で議論するか、担当者と対応を決定する（誰がいつまでに何をするのかを決める）
　＊ iCARE社「Carely」（クラウドによる健康管理システム）では職場巡視記録がスマートフォンから実施可能（図11）

　巡視後の報告会では、最初に協力いただいたことへの謝意を述べ、全体の印象→ 良かった点 → 課題点 → 改善案の順番に話し合いを進めていくとよいでしょう。ここでもPDCAを意識することが大切です。巡視記録は関係者全員に周知・共有しましょう。

職場巡視のチェックポイント

巡視日時	年　月　日（　曜日）　〜	産業医氏名	
巡視場所		立会者氏名	

チェックポイントと産業医の意見
　※　業種分類で * が付いている事業所については、原則として太字の項目をチェックすれば足りる。
　　　但し、問題が認められる場合は、必要に応じチェックすることが大切である。

1　作業環境

	チェックポイント		産業医の意見
温度条件	**（1）作業環境は快適か（温度・湿度・気流・輻射熱）** **（2）冷・暖房は適切か** （3）異常高温・低温作業は管理されているか 　　（防寒、送風、スポットクーラー、水・塩分補給等）	**はい・いいえ** **はい・いいえ** はい・いいえ	
空気条件	（1）異臭・悪臭・刺激臭はないか **（2）受動喫煙防止はなされているか** **（3）気積は十分か、換気は行われているか** 　　**（浮遊粉じん、CO、CO_2の濃度、換気能力、設備点検）** （4）空調設備は点検されているか （5）燃焼器具等は適切に使用されているか	はい・いいえ **はい・いいえ** **はい・いいえ** はい・いいえ はい・いいえ	
視環境	**（1）採光・照明による明るさはよいか** **　　（照度、全般照明、局所照明）** （2）作業面はまぶしくないか （3）光の方向、光源の位置は適当か **（4）VDT作業は適切に管理されているか**	**はい・いいえ** はい・いいえ はい・いいえ **はい・いいえ**	
音環境	（1）85dB以上の騒音箇所はないか （2）騒音測定を行っているか（管理区分は、改善は必要か） （3）耳栓等の備付けは十分か	はい・いいえ はい・いいえ はい・いいえ	
作業場	**（1）床はつまずいたり滑りやすくないか** **　　（段差、配線、油、水分、材質等）** （2）安全通路は確保されているか、幅は十分か （3）柵や手すりは安全か （4）階段は昇降しやすく、安全か	**はい・いいえ** はい・いいえ はい・いいえ はい・いいえ	
整理整頓	（1）原料、製品、工具等が決まった場所に置かれているか （2）倒れやすいもの、転がりやすいものはないか （3）地震対策をしているか **（4）出入口、非常口、消化器、消火栓等の周囲に物が置かれ** **　　ていないか** **（5）清掃等が行き届いているか** （6）廃棄物等の処理と管理は適切か	はい・いいえ はい・いいえ はい・いいえ **はい・いいえ** **はい・いいえ** はい・いいえ	
休憩室	**（1）臥床またはゆっくり座ることができるか** **（2）静かで清潔か** **（3）冷暖房の温度等は適切か** **（4）換気設備は適切か**	**はい・いいえ** **はい・いいえ** **はい・いいえ** **はい・いいえ**	

図10　職場巡視のチェックポイントの例 (文献2より一部抜粋)

2 作業管理

	チェックポイント		産業医の意見
作業方法	（1）不自然な作業姿勢（ひねり・前かがみ等）はないか	はい・いいえ	
	（2）作業面の高さは適切か	はい・いいえ	
	（3）立ち作業にいす等の配慮はあるか	はい・いいえ	
	（4）作業空間は十分か	はい・いいえ	
	（5）手持ち工具の重さ、大きさ、形等は適切か	はい・いいえ	
	（6）重量物の運搬方法は適切か	はい・いいえ	
	（荷の重さ、形状、姿勢、省力化措置、作業時間等）		
	（7）振動工具等の取扱時間は適切か	はい・いいえ	
	（8）VDT作業の作業時間は適切か	はい・いいえ	
過重労働・ストレス対策	（1）休憩はきちんととれているか	はい・いいえ	
	（2）休日や有給休暇がとれているか	はい・いいえ	
	（3）勤務時間が長すぎないか	はい・いいえ	
	（月に80時間を超えるような時間外労働等）		
	（4）長時間労働改善のための計画はあるか	はい・いいえ	
	（計画、実行、その後の状態の把握及び見直し）		
	（5）面接指導は実施しているか	はい・いいえ	
	（6）時間外労働以外によるストレスはないか	はい・いいえ	
	（7）メンタルヘルスケアは実施されているか	はい・いいえ	
	（セルフケア・ラインケア教育、相談体制等）		
	（8）休業者の職場復帰支援プログラムはあるか	はい・いいえ	

3 健康管理

	チェックポイント		産業医の意見
健康診断	（1）雇い入れ時健康診断を実施しているか	はい・いいえ	
	（2）定期健康診断を実施しているか	はい・いいえ	
	（未実施はないか、再・精密検査等は）		
	（3）特殊健康診断等は実施しているか	はい・いいえ	
	（有機溶剤、鉛、特化物、電離放射線、粉じん等）		
	（4）健康診断結果に基づく医師等からの意見聴取はあるか	はい・いいえ	
	（5）医師等の意見に基づく就業上の措置は適切か	はい・いいえ	
その他	（1）健康診断の結果に基づく保健指導は行われているか	はい・いいえ	
	（2）健康教育・相談は実施されているか	はい・いいえ	
	（3）健康保持・増進対策は実施されているか	はい・いいえ	
	（4）禁煙教育・受動喫煙防止対策は実施されているか	はい・いいえ	

4 その他のチェック項目

チェックポイント		産業医の意見
（1）洗面施設、トイレ、シャワー等は清潔に保たれているか	はい・いいえ	
（2）仮眠室の環境は適切か	はい・いいえ	
（3）救急用具、AED等は設置されているか	はい・いいえ	
（4）防災・防火訓練はなされているか	はい・いいえ	
（5）インフルエンザ等感染症対策はしているか	はい・いいえ	

巡視記録

巡視開始日	2019年08月16日	開始時間	13時00分	終了時間	13時50分
職場人数	65	実施場所	本社（執務室、倉庫、会議室）		
衛生管理者名	神田花子	立会者名		産業医名	羊田太郎
業務内容					

観察事項（良かった点）	○巡視記録　スプレッドシート https://docs.google.com/spreadsheets/ ＊執務室 ・温度・湿度→26℃、48%（24℃設定） ・室内照明→問題なし ・換気・空調→問題なし ・異臭、ホコリ→問題なし ・喫煙室・分煙対策→問題なし ・作業環境・姿勢→問題なし ・非常口・避難経路→問題なし ・消火器→問題なし ・防災備品→購入検討中 ・家具・重量物の固定→問題なし ・配線、物の配置（通路、高所、整理整頓）→問題なし ・ゴミの分別→問題なし ・冷蔵庫の内の整理→問題なし ・給湯室→問題なし ・救急箱の設置・管理→購入検討中
指摘事項	①キッチンカウンターのCarelyネオン配線 点灯時、シンク下コンセント利用し足元が危険 ②コーヒーメーカー下に筋トレ部の物品があり危険 ③執務室SMエリア 体感的に湿度が高い 西側の窓の西日がきつい PC画面に影響 ④会議室 退勤チェックシートのチェック漏れ→移転後の新ルールの再周知が必要 ⑤冷蔵庫私物記名が未実施
指導事項	
添付ファイル	巡視記録_08月.png

図11　巡視記録（サンプル）

iCARE社「Carely」（クラウドによる健康管理システム）では、職場巡視記録がスマートフォンから実施可能

4）失敗しない職場巡視の工夫

　職場巡視は、職場改善にとって有意義なものであるものの、現場の労働者からすれば緊張するものです。自分の働く場所が汚かったり、監視されているような感覚になります。しかし、労働者にとっていつもどおりの状況で働いているところを巡視することに意味があるわけです。だからこそ2つのことを常に意識した言動をしていきましょう。

①当たり前の取り組みを褒める
②前回あがった課題についてその場で進捗状況を伝えフィードバックする

　仮に労働者が原因でなかなか進まない職場環境の改善についても、忙しいために取り組めていないことを十分に理解したうえで接することを忘れてはいけません。月1回来て、改善を要求するだけのやり方が現場の労働者から支持されないのは言うまでもありません。また、現場によっては服装を変える必要がありますので（例：女性のスカート、ハイヒールは危険なのでNG等）、担当者と相談して注意しましょう。

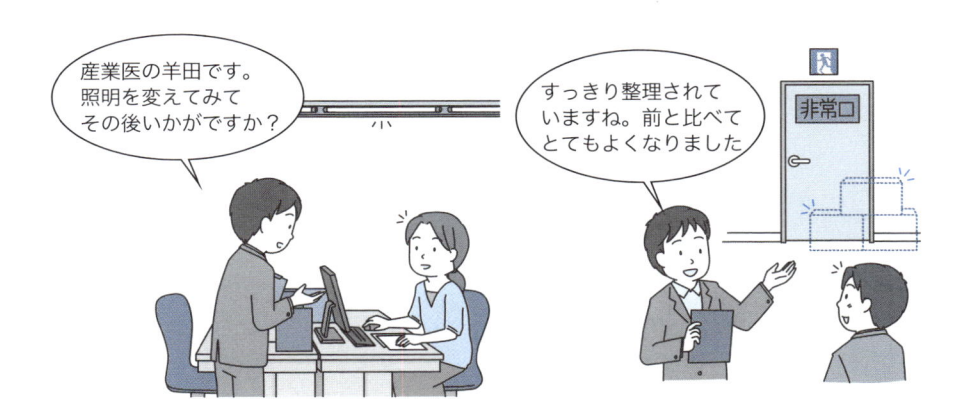

最後に職場巡視は、指摘することばかりではなく、職場がよい雰囲気であるか？ 改善した状態を保てているか？ 職場復帰した労働者はどのような表情で働いているか？ などを確認できる時間でもあります。積極的に現場に向かう習慣をつけましょう。

まとめ

- ●「労働者の職場での状態」により7つのステータスに分類し、ターゲットを明確にすれば、介入がより効果的に
- ● 衛生委員会のPDCAがうまくまわるよう、リスクアセスメントのもと衛生計画を立てよう
- ● 職場巡視は現場の匂いがわかる唯一の機会。定期的、計画的に行い、職場全体の把握に努めよう

文 献

- ● National Institute for Health and Care Excellence(NICE); Workplace health: long-term sickness absence and incapacity to work, Public health guideline Published: 25 March 2009
  https://www.nice.org.uk/guidance/ph19
  ➡ イギリスでの休職復職に関するガイドラインの流れが詳しく説明されている
- ● 3章　職場巡視の方法『産業保健ストラテジーシリーズ第5巻　職場巡視ストラテジー』（宮本俊明 監修，坂本史彦 編），バイオコミュニケーションズ，2015
- ●『How to 産業保健No.4生きた安全衛生委員会の運営のために 増補版』（加藤憲忠 著），産業医学振興財団，2016
  ➡ 安全衛生委員会の具体的な開催の様子などが会話形式で書かれていて、イメージがしやすいので初心者におすすめ
- ●『産業保健ハンドブック3　改訂 写真で見る職場巡視のポイント』（森 晃爾 編），労働調査会，2010
- ●『産業医の職務Q&A　第10版増補改訂版』（産業医の職務Q&A編集委員会 編），産業医学振興財団，2015
- 1）『情報機器作業における労働衛生管理のためのガイドラインについて』（厚生労働省）基発 0712 第3号 令和元年7月12日
  https://www.mhlw.go.jp/content/000539604.pdf
- 2）茨城産業保健総合支援センター
  https://ibarakis.johas.go.jp/info_document/oh/rodoeisei/checklist
  ➡ 職場の衛生管理チェックリストのPDFがあり、さまざまな有害業務をカバーしており、わかりやすく参考になる

Column

産業医の提案方法

Best・Better・Must の 3 案を提案しよう

「Best」「Better」「Must」の 3 案

　産業医の仕事が臨床医と違う最大のポイントはこの提案方法にあります。臨床医は、目の前の患者の状態とエビデンス、保険診療で認められた範囲内で「Best」な医療を提供することが一般的です。しかし、産業医の仕事は、必ずしも「Best」なものを提案、提供することが答えになるとは限りません。臨床医の先生方は、働く人の健康を創ることが何より重要と思うかもしれませんが、企業（事業場）にとって何より重要なのは、企業価値を高めたり、利益を追求することです。そう考えると、産業医が提案する内容が「Best」だらけだと単なる理想で終わり、理解されません。企業には企業の事情があり、お金や人、時期などさまざまな問題があります。

　したがって、**提案するときは、「Best」「Better」「Must」の 3 案を提案しましょう**（図 1）。3 つの提案をもって人事と話し合って創り上げるのが、産業医の交渉力、醍醐味なわけです。

Best な提案	企業側のヒト・モノ・金を最大限に使った理想形
Better な提案	Best と Must の間で各企業や人事のニーズで採用
Must な提案	法令遵守を基本に企業リスクの観点から実施する健康管理業務

図 1　産業医の提案方法

提案方法の具体例

> **例**〔労働者150名の健康診断業務〕
> **受診率85%、産業医の就業判定を実施していない**
>
> **【Must】**
> - 健康診断結果の就業判定を実施
> - 就業制限を検討する労働者の面接設定、その後の就業上の配慮決定
>
> **【Better】**
> - 受診率100%を目指して管理監督者ごとに未受診者リストを共有、受診を促進
> - 二次健診が必要な労働者にメールで催促
>
> **【Best】**
> - 異常の所見がある労働者全員に保健指導を実施
> - 二次健診に行ったかどうかを医療機関を受診したレシートもしくはスマートフォンなどで撮った写真で確認
> - 健康診断の結果を分析し、事業所の課題点を事業者にフィードバックする

■ 人事担当者への提案のしかた

　Aさん（人事担当者）、健康診断のところで産業医としてもう少しサポートができると思っています。最近では、労基署が臨時検査と称して労働環境や安全衛生管理をチェックするため、法律上の義務を最低限果たす必要が出てきています。

　まずは今まで産業医の先生ができていなかったところで「健康診断結果の就業判定」というものがあり、健康診断から働けるのかどうかを判断するものです。これは健診センターから郵送されてくる健診結果を次回訪問日に用意してもらえれば、通常勤務可能なのか、就業制限の要検討者なのかをマークしておきます。就業制限要検討者の場合、本人へ伝える必要があるため、面談の設定だけ調整をお願いします。面談終了後、産業医としての意見書や

フィードバックをＡさんにしますので、時間調整をお願いします。そのうえで就業上の配慮を上長と決めていきましょう。

⇒ここまでがMUSTと考えて提案

理想としては、健診結果で異常所見のある人は保健指導を実施したり、二次健診まで追いかけて確認することが重要なのですが、それを実施するためには看護師や時間が必要になります。また事業主に健康管理への意識を持ってもらうために、健康診断の結果を分析し、事業所の課題を見える化して示すことは有効的な手段ですが、コストが増えてしまう可能性もあります。

⇒ここがBESTの提案

法律上、健康診断実施は義務づけられているため100％を目指すのが望ましいですが、労働者が何らかの理由で受診しない可能性があります。もし可能であれば、受診率85％を100％にするために、管理監督者から未受診者対応に責任をもってもらうようなしくみを創りましょう。そうすれば人事の負担も減りますので。徐々に取り組んでいければよいと思いますが、健診結果次第では医療機関を受診するように促すこともよいことです。その際わたしが紹介状を書くこともできます。

⇒この部分がBETTERの提案

会社としての方針やＡさんのお考えを聞かせてもらってもよいですか？

⇒あくまでも産業医としては企業と人事側と一緒に決めていくことを提案

産業医の実務を前に進めるためには企業側に納得してもらう必要があります。「伝え方」「提案方法」に注意しながら進めていきましょう。もしわからない方は、交渉学[1] を学ぶとよいかもしれません。

文献

1）『実践！交渉学 いかに合意形成を図るか』（ちくま新書），松浦正浩 著，筑摩書房，2010
　➡交渉はその考え方と方法を知っていれば誰でもできるものである。こちらの本はわかりやすくてオススメ

2 健康診断管理

　健康診断は皆さんにとっても、身近なものではないでしょうか？ 病院に勤めている先生方は定期的に健康診断を受けることを指示され、病院に入職の際には雇い入れ時健診を指示されます。普通に検査をすれば、約1万円弱費用のかかる健康診断を無料で受けていることを不思議に思われたことはないでしょうか？

　毎年受けている健康診断や雇い入れ時の健康診断は一般健康診断と言われ、労働安全衛生法で定められており、事業者に実施が義務づけられています。当たり前のように受けている健康診断ですが、世界で日本と同じように、会社がお金を出し、労働者の健康管理を行っている国は非常に稀です。なぜ日本では健康診断を行っているのでしょうか？ その目的や特徴、産業医としての役割、活用方法について本項で学んでいきましょう。

Ⓐ 健康診断について

Scene

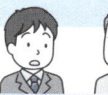

　　××カンパニーでは、長時間労働だけでなく、健康診断の受診率も60％であることが判明した。人事労務担当者からは「他の仕事もあって手いっぱいで、全員受けられるように進捗を追うことはできません」とのこと。本人たちに健康診断を受けるように通知をしているだけとのことであった。

人　事　先生、健康診断って法律で決まっているけど、個人情報なので取り扱いが難しくて、受けろって言っても受けない社員も多いんです。2回連絡して受けないなら、受けない方が悪いですよね？

Dr. 羊田　そうですね…。2回連絡して、労務担当者もたいへんですよね。ただ健診の受診率が6割だとちょっと心配しています。先日、労基署から指摘もあったと思いますので。

人　事　うーん。でもしょうがないでしょ。うちの労務が倒れちゃうよ。何か方法ってありますか？

Dr. 羊田　そうですね…。受診率をあげる1つの方法として、社員のみなさんは「なぜ健康診断を受けるのか？」「どんな項目を受けているのか？」など本来の目的や詳細を知らない可能性もあるので、衛生委員会や社内のイントラネットを活用して周知するなどからはじめてもいいかもしれません。まずは今実施している健康診断について整理してみましょう。

1）健康診断の目的

　　健康診断の実施は、「事業者が仕事によって労働者に起こる健康障害を早期に発見すること、健康障害を及ぼしている場合は該当社員の健康状況を把握し適切な対応を行うこと」が目的です。健康診断の実施および受診者への文書による結果通知は罰則つきの義務規定（労働安全衛生法第66条）となっています。そのため現実的にはマンパワーが足りず、上記の例のようになっている企業もありますが、受診率は100％が望ましいです。健康

診断の受診率が低い場合は、どのように受診勧奨を行い受診率をあげるか、について担当者と話し合うことからはじめてもよいでしょう。

　また健康診断のその他の目的に「労働者が健康で働けるように自身のセルフマネジメントの1つとして利用することや自身が健康であることを事業者に証明すること」などが挙げられます。もし結果が悪いと事後措置として労働者に就業制限が課せられたり、保健指導の対象となります。保健指導については労働安全衛生法上で事業者の努力義務となっています（労働安全衛生法第66条の7）。

2) 健康診断の種類

　健康診断には、法律で実施が義務付けられているものもあれば、行政指導により実施が推奨されているもの、企業の判断で福利厚生の一環として実施しているものなどいくつかの種類に分けることができます。

　大きく分けると以下の3つになります。

① 法令に基づく一般健康診断（義務）
② 法令に基づく特殊健康診断（義務）
③ 行政指導による健康診断（努力義務）

　表1にそれぞれの特徴を、位置付け、健診項目、実施時期、該当する健診例、保存期間別に一覧にしました。またよく迷うこととして、派遣労働者の健康診断はどのように取り扱えばよいのか、という問題があります。こちらに関しては、原則として①は派遣元、②〜③は派遣先が実施を担当すると覚えておくとよいでしょう。

　まずは概要を頭に入れたうえで、**訪問している企業で実施している健康診断の詳細を確認するようにしましょう。**健康診断の種類から業務を推測できたり、職場巡視などで"○○の作業を実施しているのに法定で定められている健康診断を実施していない"とわかれば追加を指示する必要があります。

　その他、一般健康診断時に企業等の判断で実施しているもの（健診追加項目や人間ドックなど）が挙げられます。本書では、①に該当する一般健康診断のなかにある、定期健康診断について紹介していきます。

表1　健康診断の種類

	①法令に基づく 一般健康診断 （義務）	②法令に基づく 特殊健康診断 （義務）	③行政指導による 健康診断 （努力義務）
位置付け	**すべての労働者**に対して事業主に**法律**で実施することが定められている	**指定された有害業務に常時従事する労働者**に対して事業主に**法律**で実施することが定められている	**指定された有害業務に常時従事する労働者**に対して事業者に**通達**で実施するよう推奨されている
健診項目	原則、健診項目は同じ	健診ごとに項目が異なる	
実施時期	健診によって異なる	通常は雇入れの際、配置換えの際、定期（6カ月に1回） ＊粉じん作業など取り扱う物質により異なる場合あり	通常は雇入れの際、配置換えの際、定期（6カ月に1回） ＊VDT作業など業務内容により異なる場合あり
該当する 健診例	● 雇入時の健康診断 ● 定期健康診断 ● 特定業務従事者の健康診断 ● 海外派遣労働者の健康診断	● 有機溶剤等健康診断 ● 特定化学物質健康診断 ● じん肺健康診断 ● 石綿健康診断	以下の業務に従事する際に行われる健康診断 ● VDT作業 ● 騒音作業 ● 紫外線・赤外線の業務 ● 重量物の取り扱い作業
健康診断 結果の 保存期間	5年	健診によって異なる （有機溶剤・特定化学物質5年、じん肺7年、石綿40年など）	健診によって異なる （明記されていない場合、一般健診に合わせて5年保存する場合が多い）

（文献1を参考に作成）

3）定期健康診断

　　事業者は常時使用するすべての労働者に対して、1年に1回定期健康診断を実施することが義務付けられています。（労働安全衛生則第44条）。項目は表2のものが挙げられます。これらの指定された項目は法定項目と言われるものです（ここで指定されていないものは、企業が独自で判断し追加している項目であり、法定外項目といわれています）。

　　複数の事業所を担当されていると、企業ごとに「こんなに実施項目が多いの？」または「少ないの？」と思われることがあるかもしれません。

表2 一般定期健康診断の項目（1年以内ごとに1回）

健康診断項目	省略項目（医師の判断）
1 既往歴及び業務歴の調査	——
2 自覚症状及び他覚症状の有無の検査	——
3 身長、体重、腹囲、視力及び聴力の検査	● 身長：20歳以上 ● 腹囲：次のいずれかに当てはまる者 　①40歳未満（35歳を除く）の者 　②妊娠中の女性その他の者であって、その腹囲が内臓脂肪の蓄積を反映していないと診断された者 　③BMI（次の算式により算出したものをいう）が20未満である者〔BMI＝体重（kg）／身長（m）^{2}〕 　④自ら腹囲を測定し、その値を申告した者（BMIが22未満の者に限る）
4 胸部エックス線検査及び喀痰検査	● 胸部エックス線：40歳未満のうち、次のいずれにも該当しない者 　①5歳毎の節目年齢（20歳、25歳、30歳及び35歳）の者 　②感染症法で結核に係る定期の健康診断の対象とされている施設等で働いている者 　③じん肺法で3年に1回のじん肺健康診断の対象とされている者 ● 喀痰：次のいずれかに当てはまる者 　①胸部エックス線検査を省略された者 　②胸部エックス線検査によって病変の発見されない者又は胸部エックス線
5 血圧の測定	
6 貧血検査（血色素量及び赤血球数）	
7 肝機能検査（GOT、GPT、γ–GTP）	
8 血中脂質検査（LDLコレステロール、HDLコレステロール、血清トリグリセライド）	35歳未満の者、及び36～39歳の者
9 血糖検査	
10 尿検査（尿中の糖及び蛋白の有無の検査）	
11 心電図検査	

（文献1より作成）

大企業は福利厚生の観点から法定項目以外のがん検診などを追加している場合もありますが、中小企業などは必要最低限のコストしかかけたくないという意図から医師の判断で省略できる項目はすべて省略している企業もあるのが現実です。

　健康診断の内容を観察してみると、昔の事業の関係で実施していた項目を引き続き毎年やっている場合があります。今の職場の現状から、それらの項目は不要であると考えられた場合は、企業に助言をすることで費用削減につながる可能性があります。

例 昔、紡績関係の事業を取り扱っていたため、KL–6や肺機能検査を行っていたが、事業がなくなった現在もそのまま実施しているケースなど

　また逆にこれは必要だと考えられた場合には、省略せずに追加するように助言します。

　ただ健康診断の判定をしてハンコを押すだけでなく、**この企業にとって本当に必要な健康診断は何なのか、しっかりと助言し、費用面も考慮したうえで企業に助言して、しくみをつくっていくことが大切です。**

B 産業医の役割

Scene

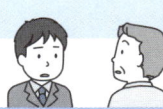

　先月から健康診断がはじまり、今日は判定をお願いしますとあらかじめメールももらっていた羊田であったが…訪問してみると…

人　事 先生、メールでお伝えしていた通り、こちらが現段階で返却された健康診断の結果になります。判定をお願いします。

《ドサッ。100名を超える健診結果が目の前に…。受診した健診機関も会社に送られてきた健康診断の結果の書式もバラバラであった》

Dr. 羊田 え、こんなにあるんですか？

人　事 そうです。○分から面談予定になっているので、それまでお願いします。

Dr.羊田 …今日、すべてが終わるのは難しいかもしれないですが、できるところまでやってみます…（うーん…。今後は効率的な進め方を考えないといけないな。あと、産業医の立場で結果の確認って何をするんだっけ？ 就業の判定って…緊急でも重症でもなければ特に問題ないんじゃないのか？）

1）健康相談の事後措置

　　健康診断は毎年受けることで、環境や状況など業務による心身への影響を経時的な視点から判断できます。よって健康診断の結果は、労働者が働くことで健康を害するのを防ぐ義務（労働安全配慮義務）（p16）を事業者が果たすための1つのツールとして位置付けることもできるでしょう。産業医は事業者が労働安全配慮義務を履行するのを補助する立場として、健康診断の結果や作業環境や作業の状況などをトータルに判断し、従業員が働けるか？という**就業区分判定（「通常勤務」「就業制限」「要休業」）**（表3）を事業者に報告することが役割になります。事業者が産業医からの意見を聴取することは、罰則なしの義務規定になっています。健診機関によって健康診断の結果の表記の違いはありますが、要精密検査や要医療になった

表3　就業判定（「通常勤務」「就業制限・配慮」「要休業」）を行う

就業区分		就業上の措置の内容
区分	内容	
通常勤務	通常の勤務でよいもの	
就業制限	勤務に制限を加える必要のあるもの	勤務による負荷を軽減するため、労働時間の短縮、出張の制限、時間外労働の制限、労働負荷の制限、作業の転換、就業場所の変更、深夜業の回数の減少、昼間勤務への転換などの措置を講じる
要休業	勤務を休む必要のあるもの	療養のため、休暇、休職などにより一定期間勤務させない措置を講じる

（文献2より引用）

場合は適切な医療機関につなぎ、結果に応じて就業制限を行います。あまりにも結果が悪く、就業を継続することで心身の状態が悪化すると判断された場合は要休業を指示することもあります。また健診機関によって判定基準が異なるので、企業によっては独自で判断基準を設けている場合もあります。

この事例のように健康診断の結果を数百枚どんと渡されて、「判定お願いします」と言われると、慣れていないとどうしたらいいかわからないということが最初はあるかと思います。もし紙で渡された場合は「通常勤務」「就業制限」「要休業」などを記入し、サインを行います。健康診断の結果が悪く、現状では判断できないと考えられた場合は判定保留とし、病院受診の結果から判定する場合もあります。また事業者は健診結果が返却されてから3カ月以内に事後措置などの意見を医師から聴取するのが望ましいと言われており、判定の目安にしておきましょう（安衛則第51条の2）。

効率的に進める工夫（紙の場合）

- ・健康診断を取り扱う担当者に依頼して総合判定ごとに分けてもらい結果の悪い人から判定する
- ・ゴム印（図1）などを用意してもらう
- ・システムを導入する：決められた方法で判定していく（自動で一括判定の機能があるなど）。費用はかかるが、担当者に相談してみるのも1つ

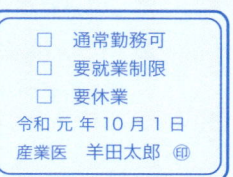

□　通常勤務可
□　要就業制限
□　要休業
令和 元 年 10 月 1 日
産業医　羊田太郎　㊞

図1　ゴム印の例

2）何を基準に判断するのか

健康診断の判定を行い事後措置を行うと言っても「何を基準に判断すればいいの？」という声をよく聞きます。臨床の現場で緊急対応されている先生方と話をしていると「みんな（緊急性がないので）大丈夫でしょう」とおっしゃる場合もあるのですが、健康診断の判定はあくまでも働けるか？ 今後も病気にならないように予防できるか？という視点での判断が必要です。

表4 健康診断の事後措置を行う時の目安となる基準

健康診断の有所見者に対して、健康管理を行うことを目的とした
産業医による就業上の意見を述べることへのコンセンサスが得られた
項目

収縮期血圧	180 mmHg	HbA1c	10％
拡張期血圧	110 mmHg	Hb	8 g/dL
空腹時血糖	200 mg/dL	ALT	200 mg/dL
随時血糖	300 mg/dL	クレアチニン	2.0 mg/dL

（文献3より引用）

　1つの基準として、『健康診断の有所見者に対して、健康管理を行うことを目的とした、産業医による就業上の意見に関する実態調査、およびコンセンサス調査』[3] が実施され、表4の結果が報告されていますので紹介します。あくまでも事後措置は身体的な検査値だけではなく、職場の状況を勘定して必要があると認められる際に意見を述べることが基本ではありますが、1つの目安として有効な基準ではないでしょうか。

　事後措置の事例を文献4でみることができます。

健康診断判定の基準を設ける利点

□産業医自身が判断に迷わずにすむ

□複数の産業医がいる場合に判定のばらつきを防ぐ

□会社のルールにすることで健康管理が仕事の1つだという社員の認識につながる

□就業制限や要休業、保健指導を行うときに「なんで私だけ？」という労働者に対して「会社の決まりで、全社員同じルールである」ということを伝えることで納得感を得やすい

C 健康診断の活用

Scene

　ようやく健康診断の判定業務が落ち着き、要治療・要精密検査を指示した社員の受診結果の情報共有を人事から受けている羊田であった。

人 事 ▶ 高齢化の影響もあるんですけど、毎年要治療・要精密検査の人数が増えている気がするんですよね。

Dr. 羊田 ▶ そうなんですね。どの項目が増えているかなどはわかりますか?

人 事 ▶ えっ? そこまでは考えたことなかったです。

Dr. 羊田 ▶ せっかく毎年健康診断をしているのだったら、一度結果を分析してみてはいかがでしょうか? 社内で健康対策をやる場合も課題の分析から入ると何からはじめるか? が明確になっていいですよ!

　企業で取り組む順番としては、まずは「健康診断の受診率を100％にすること」「事後措置を行う基準に該当したハイリスクの労働者を医療機関につなげ、病気の早期発見・早期治療を行い、就業を続けられるように配慮すること」です。その次に行う取り組みとして、「健康診断の結果を用いたさまざまな応用」が考えられます。

1) 要治療・要精密検査の受診勧奨を徹底することによる健康リスクの低減

　健康診断の判定で再検査や要精密検査などになっても、自覚症状がない場合（特に生活習慣病関連の項目）、受診せずに放置されている場合も多いです。産業医から受診を促しますが、直接アプローチできない場合は保健師や人事担当者、衛生管理者を通じて本人に受診勧奨を行うことで、今まで病院受診をしなかった人に治療を受けてもらうきっかけになる可能性があります。

2) 長時間労働者面談やストレスチェック面談での活用

　産業医に求められる主要な業務のこの2つの面談を行う際の、基本情報

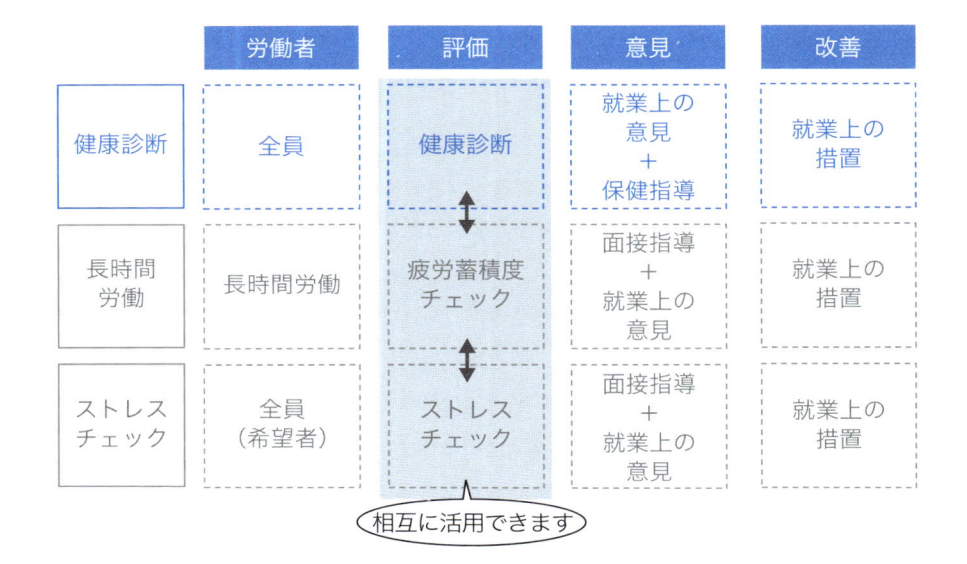

図2 健康診断管理の基本フローと他の面談との相互活用 (文献5より改変して転載)

として健康診断は活用できます（図2）。ストレスの影響で体重が増加していないか、血圧や血糖値が悪化していないか、肝機能が上昇していないか？ などを経年変化をみてチェックします。結果を専門家としての解釈を通して本人に問いかけることで、今まで気づいていなかった「そういえば…」という自身の身体を知ってもらうきっかけにもなります。またあまりにも数値が悪い場合は就業制限を行う必要があるため、やはり健康診断は確実に実施しておくことが重要と考えられます。

3）健康診断の結果データを用いた分析

　毎年同じ対象者のデータをとれるという貴重な機会が職域における健康診断です。性別や年齢、職種ごとなどによって分析をしていきます。その結果で見えてきた健康課題に応じて社内の施策を考えることができます。また経年的に追うことができるため、数値目標を掲げ、実際に取り組んだことの効果判定にも使えるでしょう。企業単位で実践した良好事例は、企業の社会貢献活動（CSR）やイメージアップにつながるだけではなく、他の企業にも水平展開でき、社会に影響を与えるきっかけになるかもしれません。

健康診断前の対応

- 健康診断の意義の説明
  ➡事業者には義務であり、100%を目指すことが必要なことを伝える
- 健康診断実施の時期、内容、健診機関の選定
  ➡職種や年齢によって健診項目を決定する。健診機関の選定においても利便性やコスト、精度管理などの観点から選定する
- 健康診断の周知
  ➡衛生委員会などを通じて、労働者に自身の健康状態を把握することが必要なことを伝え、受診を呼びかける
- 健康診断の受診勧奨
  ➡100%を目指して、未受診者には受診を促すようにフローを作る
  例）・数回受診を促しても行かない場合は上司から伝えてもらう
  　　・衛生委員会で部署ごとに受診率を公表するなど

健康診断時の対応

- 企業内で実施する場合 ➡ "日頃は会えない元気な社員"と話せる絶好の機会である。時間が取れるようなら、問診や診察を利用して体調だけではなく業務に関連した内容、仕事上のストレスなどを聞き、現場の様子を知るチャンスとする
- 企業外で実施する場合 ➡ 健診機関から結果が返却されるのを待つ

健康診断後の対応

- 健診結果に基づく就業判定（「通常勤務」「就業制限」「要休業」を決定する）
- 要治療・要精密検査の対象者の受診勧奨の指示
- 就業制限、要休業など事後措置が必要な労働者の選定
- 保健師や担当者（人事担当者、衛生管理者など）と情報共有
- 健康診断データの活用の検討
- 労基署提出書類の署名・押印
- 健康診断結果の決められた期間の保存や健康管理情報の取り扱いについて担当者に助言する（p90参照）

図3　健康診断の流れ

例 ・有所見者が多い項目ごとに健康指導を行う

　　・血糖値高値→食堂メニューの工夫、休憩時間を利用した運動など

図3に健康診断の流れをまとめました。

● おわりに

　限られた産業医業務のなかで健康診断の流れを理解し、優先順位をつけて取り組んでいきましょう。実際に産業医として実務を行っていると「会社から言われてしかたなく受けている。痛くも痒くもないからほっておいてくれ」という方も少なくはありませんが、労働安全衛生法律66条第5項では労働者は事業者が行う健康診断を受けなければならないと定められています。1人最低でも1万円弱程度かかる健康診断を無料で受けられているのは、契約で結ばれた労働力を提供するといった自己保健義務を果たすための1つの方法であるということを労働者自身も知っておくことが大切です。会社にやってもらう健康管理ではなく、労働者自らがヘルスリテラシーを上げていくような風土をつくることが、近年話題の健康経営の本来のめざすべき姿の1つではないかと思います。

　健康診断の目的を理解したうえで「企業ごとに応じた最適な健康診断を行い、事後措置を実施する」というPDCAを1年ごとに回していくという意識をもつと、ただ健康診断後にハンコを押している産業医からワンラックアップ上をめざす産業医の活動につながるでしょう。

まとめ

- ● 健康診断の目的を周知・共有する
  - ■ 事業者：社員の健康状況を把握すること
  - ■ 従業員：自身のセルフマネジメントに活かすこと
- ● 健康診断の種類を確認し，適切な項目が入っているかチェックする
- ● 健康診断評価の基準を設ける
- ● 健康診断の結果を予防や社員のリテラシー向上に役立てる

文 献

1）厚生労働省・都道府県労働局・労働基準監督署：健康診断を実施しましょう（リーフレット）2013
https://www.mhlw.go.jp/file/06-Seisakujouhou-11200000-Roudoukijun-kyoku/0000103900.pdf

2）『健康診断結果に基づき事業者が講ずべき措置に関する指針』（平成8年10月1日労働省公示第1号、改正平成20年1月31日厚生労働省公示第7号）
https://www.mhlw.go.jp/file/04-Houdouhappyou-11202000-Roudoukijunkyoku-Kantokuka/shishin.pdf

3）『健康診断の有所見者に対して、健康管理を行う事を目的とした、産業医による就業上の意見に関する実態調査 、およびコンセンサス調査』厚生労働科学研究費補助金（労働安全衛生総合研究事業）分担研究報告書

4）『医師のための就業判定支援NAVI』http://ohtc.med.uoeh-u.ac.jp/syugyohantei/
➡産業医実務研修センターから公表されているツール。医師の意見書の例が疾患別にみられる。関連するガイドライン、文献もまとまっている

5）堀江正知：労働安全衛生法の原則とストレスチェックの制度的課題．産業精神保健 23（1）：10-16, 2015

● 『産業医ストラテジー第2巻　健康診断ストラテジー』（森 晃爾 監修, 森口次郎 編）, バイオコミュニケーションズ, 2014

● 『嘱託産業医スタートアップマニュアル』（勝木美佐子, 奥田弘美 著）, 日本医事新報社, 2018

● 『産業医の職務Q&A　第10版増補改訂版』（産業医の職務Q&A編集委員会 編）, 産業医学振興財団, 2015

Column

産業医の健康情報の取り扱い方

■「取り扱いは慎重に」が大原則

事業者は、労働安全衛生法やじん肺法に基づき実施する健康診断の結果や、個人情報の保護に関する法律において配慮する個人情報など、さまざまな心身の状態に関する情報を保有しています。これらの情報は、労働者の健康を確保するための措置に使われるために収集されているものであり、有効活用が期待される一方で、労働者の意図に反して不適正な取り扱いが行われた場合、不利益を被る可能性があるため、慎重に取り扱う必要があります。

■近年の通達や指針では

近年、個人情報に関して取り扱いが厳しくなってきており、産業保健に関連する部分でも同じ傾向がみられます。平成29年（2017年）の通達では配慮する個人情報として、「健康診断の結果」「健康診断事後措置の内容」「保健指導や面接指導の内容」などがあげられており、労働者の健康確保に必要な範囲を超えてこれらの健康情報を取り扱ってはならないと規定されていました[1]。

平成30年（2018年）には『労働者の心身の状態に関する情報の適正な取扱いのために事業者が講ずべき措置に関する指針』が出されました[2]。会社は健康情報の適正な取り扱いのために、労使で協議を行い、各種情報を取り扱う目的や方法、権限などについて取扱規程を定め、労働者に周知する必要があります。大きくは3つに分類されます（表1）。

例えば健康診断の法定項目については、従来通り事業者が適正配置を行うために実施するので労働者の同意は必要ないものの、十分に理解を得て収集し、プライバシーの管理を厳重に行い保管します。一方で、労働者への福利厚生の意味合いで実施していた法定外項目においては、企業が知り得るためには本人の同意が必要になります。どのように同意を取得するのか？ という方法は企業の規模や対応できるマンパワーによっても異なってきます。

表1 心身の状態の情報の取扱いの原則

心身の状態の情報の分類	本人同意の取得　等
①労働安全衛生法令に基づき事業者が直接取り扱うこととされている健康情報 例・健康診断の受診・未受診の情報 ・面接指導の申出の有無（長時間労働者や高ストレスと判定された者） ・健康診断の事後措置について医師から聴取した意見、等	取り扱う目的及び取扱方法等について、**労働者に周知**した上で収集する
②労働安全衛生法令に基づき事業者が労働者本人の同意を得ずに収集することが可能である健康情報 例・健康診断の結果（法定の項目） ・面接指導の結果（長時間労働者や高ストレスと判定された者）、等	取り扱う目的及び取扱方法等について、**労働者に周知**した上で収集する。また、収集時に**労働者の十分な理解を得る**ことが望ましい （事業者の状況に応じて「**情報を取り扱う者を制限**」「**情報を加工**」等の適切な取扱いを取扱規程に定める）
③労働安全衛生法令において事業者が直接取り扱うことについて規定されていない健康情報 例・健康診断の結果（法定外項目） ・保健指導の結果 ・健康相談の結果、等	個人情報保護法に基づき、労働者**本人の同意**を得なければならない

（文献2を参考に作成）

『事業場における労働者の健康情報等の取扱規程を策定するための手引き』[3] が出ていますので、まだ対応できていない場合は参考にしながら運用を検討する必要があります。

■ 産業医の役割は

　今回の健康情報の取り扱いの例のように、法律改正などに伴い事業者は対応を求められます。そのときに産業医の役割として、信頼できる情報元から適切な情報を得て、その企業にあった形で助言するという力が求められます。厚生労働省のHPやメーリングリスト、中央災害防止協会のサイトを見る習慣や信頼できる産業医とのネットワークなどをつくっておくことも大事でしょう。

文献

1）『雇用管理分野における個人情報のうち健康情報を取り扱うに当たっての留意事項について（通知）』（平成29年5月29日付個情第749号・基発0529第3号）

https://jsite.mhlw.go.jp/kanagawa-roudoukyoku/var/rev0/0119/9541/20179208228.pdf

➡労働者の健康情報をどう取り扱うのかたったの7ページで大枠を知ることができる

2）『労働者の心身の状態に関する情報の適正な取扱いのために事業者が講ずべき措置に関する指針』（平成30年9月7日　労働者の心身の状態に関する情報の適正な取扱い指針公示第1号）

https://www.mhlw.go.jp/content/11303000/000343667.pdf

➡労働者の心身の状態の情報の取扱いに関する原則と事業者が策定すべき取扱規定の内容、策定の方法、運用が記載されている

3）『事業場における労働者の健康情報等の取扱規程を策定するための手引き』（厚生労働省），2019

https://www.mhlw.go.jp/content/000497966.pdf

➡あくまでも手引きではあるが、ポイントや健康情報の取り扱い規程の雛形例などがまとめられている。Q&A形式になっており労働者の健康情報をどう扱えばよいのかわかりやすい

3 長時間労働管理

　今の時代 、健康を害する働きかたの典型がこの長時間労働となります。長時間労働管理で大切なことは、個別労働者への対応と組織的な対策予防となります。基本の運用は健康診断やストレスチェックと同じであるものの、産業医として取り組む際に、長時間労働管理ならではの困難なポイントに直面します。それは"業務管理"による影響が強く、産業医から改善提案しにくいという特徴をもつ点です。しかし、人事や管理監督者、経営陣と一緒に取り組むことで劇的に改善される分野でもあります。"健康管理"としての長時間労働管理で終わることなく、"業務管理"まで一緒にできるととてもやりがいのある分野となります。

　それではポイントごとにみていきましょう。

長時間労働の基本知識

Scene

> 働き方改革関連法の運用がスタートし、時間外労働の時間の上限が規定され、遵守しなければならない法律となった。
>
> **人 事** そもそも80時間や100時間というのはどこから出てきた数字なのでしょうか？ うちの会社は過労死になるような働きかたはしていないと思うのですが…
>
> **Dr.羊田** 過労死は最悪のケースですが…。それ以前にまず長時間労働が心身に与える悪影響について整理してみましょうか。そのうえで数字についても意識してみましょう。

　産業医として一般的に行う長時間労働者への対応方法や注意点について学びましょう。働き方改革関連法の成立（Column、p109参照）や労働基準監督署の介入、社会的背景から徐々に長時間労働者が少なくなっていく時代になりましたが、中小企業を中心に存在しているのも事実です。

1）長時間労働に関する知識

　長時間労働はなぜ健康を害するのでしょうか。まずは最低限の知識を共有しましょう。

　長時間労働によって睡眠時間が減少、その結果疲労が蓄積し、動脈硬化が進んだ結果、脳出血や心筋梗塞が発生することがわかっています（図1）。動脈硬化の因子として加齢現象が1番影響するものの、長時間労働によって強い負荷がかかることで加速的に進むとされています。長時間労働と心臓との関係は、多くの文献で科学的に証明されています（図2）。

　長時間労働と脳・心臓イベントとの関係は明確ですが、実はうつ病などの精神疾患についてはまだ証明されていません。職場のメンタルヘルス不調やうつ病の多くは1つの出来事で発生するのではなく、複数のストレスが重なり合った結果発生するため、長時間労働との関係を証明することが

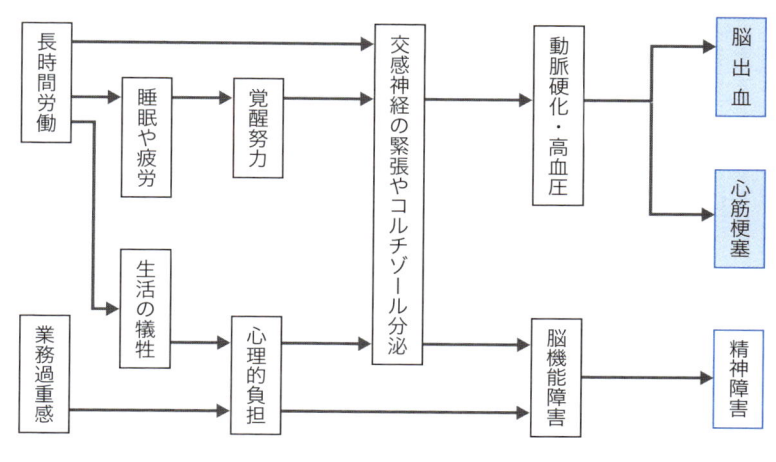

図1 過重労働による健康障害の発生機序（文献1より引用）

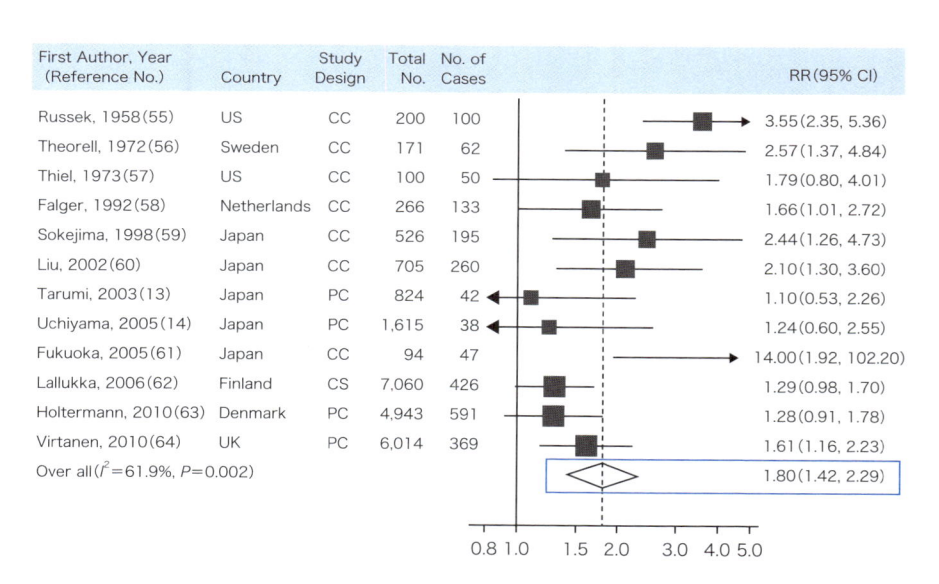

First Author, Year (Reference No.)	Country	Study Design	Total No.	No. of Cases		RR (95% CI)
Russek, 1958 (55)	US	CC	200	100		3.55 (2.35, 5.36)
Theorell, 1972 (56)	Sweden	CC	171	62		2.57 (1.37, 4.84)
Thiel, 1973 (57)	US	CC	100	50		1.79 (0.80, 4.01)
Falger, 1992 (58)	Netherlands	CC	266	133		1.66 (1.01, 2.72)
Sokejima, 1998 (59)	Japan	CC	526	195		2.44 (1.26, 4.73)
Liu, 2002 (60)	Japan	CC	705	260		2.10 (1.30, 3.60)
Tarumi, 2003 (13)	Japan	PC	824	42		1.10 (0.53, 2.26)
Uchiyama, 2005 (14)	Japan	PC	1,615	38		1.24 (0.60, 2.55)
Fukuoka, 2005 (61)	Japan	CC	94	47		14.00 (1.92, 102.20)
Lallukka, 2006 (62)	Finland	CS	7,060	426		1.29 (0.98, 1.70)
Holtermann, 2010 (63)	Denmark	PC	4,943	591		1.28 (0.91, 1.78)
Virtanen, 2010 (64)	UK	PC	6,014	369		1.61 (1.16, 2.23)
Over all (I^2=61.9%, P=0.002)						1.80 (1.42, 2.29)

図2 長時間労働は冠血管疾患のリスクを総じて1.8倍上昇させる（文献2より引用）

難しいのかもしれません。しかし、睡眠時間の減少はメンタルヘルス不調者の発生頻度を高めるため[3]、結果的に長時間労働でメンタルヘルス不調になる可能性はあると考えてよいでしょう。

産業医の仕事をしていると長時間労働者について、時間外労働の時間数である80時間、60時間、45時間という数字をもとに人事担当者と議論することがあります。これらの数字は何を意味しているのでしょうか。

- **80時間** ➡ 月80時間超の労働者リストを人事と産業医で共有する必要がある
  - ➡ 疲労蓄積の有無を確認しなければならない
  - ➡ 申出者に対しては産業医の面接指導を実施しなければならない
- **60時間** ➡ 60時間未満で脳・心臓疾患の労災認定はほとんどない
- **45時間** ➡ 健康への配慮が必要なレベル

　80や60という時間数は、労働時間数が増えることで睡眠時間を削ってしまい、結果的に健康を害することから算出された時間数になります（表1）。

表1　1日の生活における睡眠時間から算出された残りの時間の配分

- 労働時間・睡眠時間と残業時間
- 総務庁、NHK2000年国民生活時間調査報告書を参考

内容	時間数
拘束時間の昼休み	1時間
通勤	1時間
生活時間：食事・風呂・団らん・余暇	4時間
基本労働時間	8時間
合計	14時間

- 残り10時間の配分：「睡眠時間＋1日残業時間」

睡眠時間	5	6	7	8時間
1日残業時間	5	4	3	2時間
月残業時間（約）	100	80	60	45

また、60時間という数字は図3を見てみましょう。

図4に長時間労働のリスクをまとめたものを示しておきます。

年度	平成29年度						平成30年度					
評価期間	評価期間1か月		評価期間2〜6か月 （1か月平均）		合計		評価期間1か月		評価期間2〜6か月 （1か月平均）		合計	
区分		うち死亡		うち死亡		うち死亡		うち死亡		うち死亡		うち死亡
45 時間 未満	0 (0)	0 (0)	0 (0)	0 (0)	0 (0)	0 (0)	0 (0)	0 (0)	0 (0)	0 (0)	0 (0)	0 (0)
45 時間 以上 〜 60 時間 未満	0 (0)	0 (0)	2 (0)	1 (0)	2 (0)	1 (0)	0 (0)	0 (0)	2 (0)	1 (0)	2 (0)	1 (0)
60 時間 以上 〜 80 時間 未満	0 (0)	0 (0)	11 (1)	5 (1)	11 (1)	5 (1)	0 (0)	0 (0)	13 (1)	6 (1)	13 (1)	6 (1)
80 時間 以上 〜 100 時間 未満	5 (0)	1 (0)	96 (6)	37 (0)	101 (6)	38 (0)	3 (0)	1 (0)	85 (6)	27 (0)	88 (6)	28 (0)
100 時間 以上 〜 120 時間 未満	42 (3)	15 (0)	34 (1)	11 (1)	76 (4)	26 (1)	41 (1)	17 (0)	13 (1)	7 (0)	54 (6)	24 (0)
120 時間 以上 〜 140 時間 未満	14 (2)	6 (0)	9 (0)	5 (0)	23 (2)	11 (0)	22 (1)	3 (1)	8 (0)	3 (0)	30 (1)	6 (1)
140 時間 以上 〜 160 時間 未満	13 (0)	5 (0)	3 (0)	1 (0)	16 (0)	6 (0)	16 (1)	4 (0)	1 (0)	1 (0)	17 (1)	5 (0)
160 時間 以上	17 (4)	3 (0)	3 (0)	0 (0)	20 (4)	3 (0)	18 (1)	9 (1)	1 (0)	1 (0)	19 (1)	10 (1)
合 計	91 (9)	30 (0)	158 (8)	60 (2)	249 (17)	90 (2)	100 (4)	34 (3)	123 (9)	46 (0)	223 (9)	80 (2)

平成 29 年度、30 年度は 60 時間未満でも脳・心臓疾患の労災支給が認定されるようになりました

とはいえ、依然として 60 時間未満での労災認定の可能性は低いといえます

45 時間以内なら労災認定のリスクも回避

注 1 本表は、支給決定事案のうち、「異常な出来事への遭遇」又は「短期間の過重業務」を除くものについて分類している。
　 2 「評価期間1か月」の件数は、脳・心臓疾患の発症前1か月間の時間外労働時間を評価して支給決定された件数である。
　 3 「評価期間2〜6か月」の件数は、脳・心臓疾患の発症前2か月間ないし6か月間における1か月平均時間外労働時間を評価して支給決定された件数である。
　 4 （ ）内は女性の件数で、内数である。
　 5 「評価期間1か月」については100時間未満、「評価期間2〜6か月」については80時間未満で支給決定した事案は、以下の労働時間以外の負荷要因を認め、客観的かつ総合的に判断したもの。
　　 ・不規則な勤務
　　 ・拘束時間の長い勤務
　　 ・出張の多い勤務
　　 ・交替制勤務・深夜勤務
　　 ・精神的緊張を伴う業務

図3　脳・心臓疾患の時間外労働時間別支給決定件数 （文献4より作成）

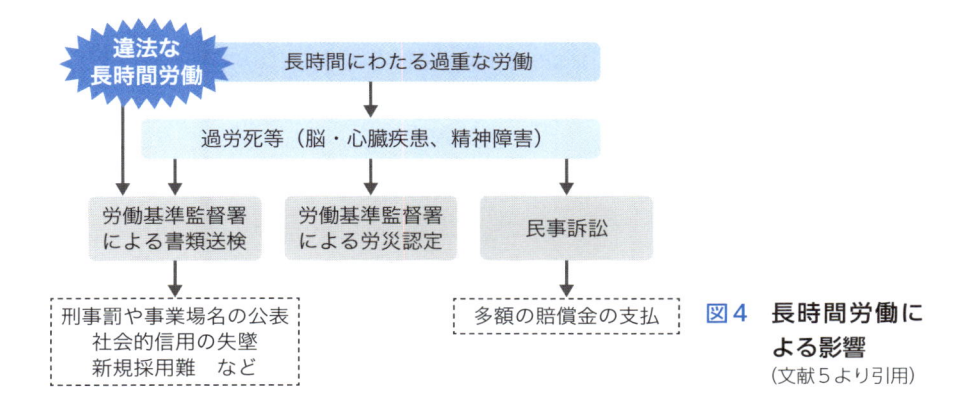

違法な長時間労働

長時間にわたる過重な労働

過労死等（脳・心臓疾患、精神障害）

労働基準監督署による書類送検

労働基準監督署による労災認定

民事訴訟

刑事罰や事業場名の公表　社会的信用の失墜　新規採用難　など

多額の賠償金の支払

図4　長時間労働による影響
（文献5より引用）

B 長時間労働者への対応方法

Scene

長時間労働のさまざまなリスクを理解してもらい、時間外・休日労働時間が月80時間を超えた社員に面接の申出をするよう人事から促してもらいました。

人事 80時間超えの社員の面接をお願いします。1人15分でお願いしたいのですが…。

Dr.羊田 （健診とストレスチェック結果、勤怠表はある…と）わかりました。もし、業務上で気になる点などあれば教えてください。
（疲労蓄積も確かチェックしていたっけ？）

長時間労働者への産業医としての対応を見ていきましょう（次ページの図5）。

1）長時間労働管理の基本

長時間労働へのアプローチ方法は、健康診断やストレスチェックと何ら変わりません。対象となる労働者が長時間労働であり、評価が疲労蓄積度チェックで行われ、面接指導を行い、就業上の意見を述べ、必要であれば就業上の措置を企業が行うというものです（図6）。これを毎月1回行います。

	労働者	評価	意見	改善
健康診断	全員	健康診断	就業上の意見 ＋ 保健指導	就業上の措置
長時間労働	長時間労働	疲労蓄積度チェック	面接指導 ＋ 就業上の意見	就業上の措置
ストレスチェック	全員	ストレスチェック	面接指導 ＋ 就業上の意見	就業上の措置

図6　長時間労働管理の基本的なフロー （文献7より改変して転載）

事業者が**全ての労働者の労働時間の状況を把握**

事業者が、週の実労働時間が40時間を超えた時間が**月80時間超えの労働者の情報を産業医に提供**

産業医が情報を元に労働者に面接指導の申出を勧奨

週の実労働時間が40時間を超えた時間が**月80時間超えの労働者が事業者面接指導の申出に**

事業者が産業医による面接指導を実施

事業者が産業医等から労働者の措置等に関する意見を聴取

事業者が産業医の意見を踏まえて必要な措置を講じる

事業者が産業医に措置内容を情報提供

措置状況を確認した産業医は、労働者の健康確保の必要を認める場合、事業者に勧告

事業者が産業医の勧告内容を衛生委員会に報告

図5 長時間労働者に対する面接指導の流れ（研究開発業務、高プロ除く）
（文献6より引用）

2）長時間労働管理の対象者

■ 疲労蓄積度チェックシート

　長時間労働管理の対象となる労働者は、「月80時間超時間外労働」＋「疲労蓄積を認める」のなかで、「申し出」した労働者になります。

　疲労蓄積の有無については、厚生労働省が推奨する「疲労蓄積度チェックシート」が一般的に使用されています（図7）。合計20問、自覚症状と勤務の状況の評価の2軸で労働者の疲労度合いを定量化するものになります。

労働者の疲労蓄積度自己診断チェックリスト

記入年月日_____年____月____日

このチェックリストは、労働者の仕事による疲労蓄積を、自覚症状と勤務の状況から判定するものです。

1. 最近1か月間の自覚症状について、各質問に対し最も当てはまる項目の□に✓を付けてください。

1. イライラする	□ ほとんどない（0）	□ 時々ある（1）	□ よくある（3）
2. 不安だ	□ ほとんどない（0）	□ 時々ある（1）	□ よくある（3）
3. 落ち着かない	□ ほとんどない（0）	□ 時々ある（1）	□ よくある（3）
4. ゆううつだ	□ ほとんどない（0）	□ 時々ある（1）	□ よくある（3）
5. よく眠れない	□ ほとんどない（0）	□ 時々ある（1）	□ よくある（3）
6. 体の調子が悪い	□ ほとんどない（0）	□ 時々ある（1）	□ よくある（3）
7. 物事に集中できない	□ ほとんどない（0）	□ 時々ある（1）	□ よくある（3）
8. することに間違いが多い	□ ほとんどない（0）	□ 時々ある（1）	□ よくある（3）
9. 仕事中、強い眠気に襲われる	□ ほとんどない（0）	□ 時々ある（1）	□ よくある（3）
10. やる気が出ない	□ ほとんどない（0）	□ 時々ある（1）	□ よくある（3）
11. へとへとだ（運動後を除く）	□ ほとんどない（0）	□ 時々ある（1）	□ よくある（3）
12. 朝、起きた時、ぐったりした疲れを感じる	□ ほとんどない（0）	□ 時々ある（1）	□ よくある（3）
13. 以前とくらべて、疲れやすい	□ ほとんどない（0）	□ 時々ある（1）	□ よくある（3）

＜自覚症状の評価＞　各々の答えの（　）内の数字を全て加算してください。　合計 ☐ 点

I	0～4点	II	5～10点	III	11～20点	IV	21点以上

2. 最近1か月間の勤務の状況について、各質問に対し最も当てはまる項目の□に✓を付けてください。

1. 1か月の時間外労働	□ ない又は適当（0）	□ 多い（1）	□ 非常に多い（3）
2. 不規則な勤務（予定の変更、突然の仕事）	□ 少ない（0）	□ 多い（1）	－
3. 出張に伴う負担（頻度・拘束時間・時差など）	□ ない又は小さい（0）	□ 大きい（1）	－
4. 深夜勤務に伴う負担（★1）	□ ない又は小さい（0）	□ 大きい（1）	□ 非常に大きい（3）
5. 休憩・仮眠の時間数及び施設	□ 適切である（0）	□ 不適切である（1）	－
6. 仕事についての精神的負担	□ 小さい（0）	□ 大きい（1）	□ 非常に大きい（3）
7. 仕事についての身体的負担（★2）	□ 小さい（0）	□ 大きい（1）	□ 非常に大きい（3）

★1：深夜勤務の頻度や時間数などから総合的に判断して下さい。深夜勤務は、深夜時間帯（午後10時－午前5時）の一部または全部を含む勤務を言います。

★2：肉体的作業や寒冷・暑熱作業などの身体的な面での負担

＜勤務の状況の評価＞　各々の答えの（　）内の数字を全て加算してください。　合計 ☐ 点

A	0点	B	1～2点	C	3～5点	D	6点以上

3. 総合判定

		勤 務 の 状 況			
		A	B	C	D
自覚症状	I	0	0	2	4
	II	0	1	3	5
	III	0	2	4	6
	IV	1	3	5	7

	点 数	仕事による負担度
判定	0～1	低いと考えられる
	2～3	やや高いと考えられる
	4～5	高いと考えられる
	6～7	非常に高いと考えられる

※糖尿病や高血圧症等の疾病がある方の場合は判定が正しく行われない可能性があります。

図7　疲労蓄積度チェックシート（文献8より引用）

■「申し出」をしない労働者への対応

問題になるのは、「申し出」をしない労働者になります。ただし、産業医としては長時間労働管理の設計上、申し出がない労働者だから経過観察というふうにはしないほうがよいでしょう。「月80時間超時間外労働」＋「疲労蓄積を認める」状況は、体調が悪い可能性があり、本人が希望しなくても評価をしておいたほうが早期に対応がしやすくなります。そこで、「事業場の基準」として長時間労働管理規程（過重労働規程）を作成しておき、そのなかで「本人が希望しなくても80時間以上は面談必須」などルール化をしておくと労働者に平等に対応することが可能になります（ただし、長時間労働者対応が多い場合は、そこまで手が回らない場合もあり、現実的でないためこの限りではありません）。

3）長時間労働者の面接指導

それでは産業医として長時間労働者の面接指導はどのように行えばよいのでしょうか。

常に産業医として、5管理（p24参照）を頭に入れながら対応をしていきましょう。5管理のなかでも対応の中心は、"健康管理"と"作業管理"になります。産業医が面接指導で確認する内容は下記の通りです。

【健康管理】（図6の評価も参照）
　□疲労蓄積度：疲れだけでなく睡眠状況の確認は必須
　□健康診断結果の既往歴や血圧などの客観的な数値確認
　□ストレスチェック結果の確認
【作業管理】
　□業務量（業務内容×時間）と業務内容（マネジメント×スキル）
　　の確認
　　※マネジメント＝上司との関係や情報共有のあり方

場合によっては産業医の面接指導時間が15分という短時間で人事から依頼され、健康管理における確認しかできない状況もよくあります。面接前に人事から可能な限りで情報を得ておくなどの方法でカバーしましょう。

【長時間労働者の場合】

長時間労働者関係 ・ 高ストレス者関係 【該当するものに○】

面接指導結果報告書

対象者	氏名	**労働 太郎**	所属	**労働部 労働課**	
			男 ・ 女	年齢 **43** 歳	

勤務の状況 （労働時間、 労働時間以外の要因）	・過去 3 か月間の月あたり時間外労働が 100 時間以上。 ・突発案件が多いために、休憩時間が確保しにくい。

疲労の蓄積の状況 【長時間労働者のみ】	0．　　1．　　2．　　3． （低）　　　　　　　　（高）

心理的な負担の状況 【高ストレス者のみ】	（ストレスチェック結果） 　A.ストレスの要因　　　　点 　B.心身の自覚症状　　　　点 　C.周囲の支援　　　　　　点	（医学的所見に関する特記事項）

その他の心身の状況	0．所見なし　　1．所見あり（　**血圧及び血糖値が高い**　　　　　　　　）

面接医師判定	本人への指導区分 ※複数選択可	0．措置不要 1．要保健指導 2．要経過観察 3．要再面接（時期： **1 か月後**　　） 4．現病治療継続 又は 医療機関紹介	（その他特記事項） **脳・心臓疾患のリスクが高いため、医療面、就業面の措置が必要。また、措置の効果を確認するため、再面接が必要。**

就業上の措置に係る意見書

就業区分		0．通常勤務　　1．就業制限・配慮　　2．要休業	

就業上の措置	労働時間の短縮 （考えられるもの に○）	0．特に指示なし	4．変形労働時間制または裁量労働制の対象からの除外
		1．時間外労働の制限　**20**　時間／月まで	5．就業の禁止（休暇・休養の指示）
		2．時間外労働の禁止	6．その他 **休憩時間の確保**
		3．就業時間を制限 　　時　　分 ～ 　　時　　分	
	労働時間以外の項目 （考えられるもの に○を付け、措置 の内容を具体的に 記述）	主要項目　a.就業場所の変更　b.作業の転換　c.深夜業の回数の減少　d.昼間勤務への転換　e.その他 1） 2） 3）	
	措置期間	**1** 日・週・月　　又は　　　年　　月　　日～　　年　　月　　日	
	職場環境の改善に関する意見 【高ストレス者のみ】		
	医療機関への受診配慮等	**業務多忙のため定期的な受診が困難となっているので、業務量等について配慮が必要。**	
	その他 （連絡事項等）	**就業上の措置を決定する際には、本人の意見を十分に聴くことが必要。**	

医師の所属先	**2015**年 **12**月 **10**日 （実施年月日）	印
○○○○○株式会社　健康管理室	医師氏名　　**安全 一郎**	

図8　面接指導の結果報告書および就業上の措置に係る意見書（サンプル）
（文献9より引用）

産業医の面接指導のなかで、労働者の体調状況がわからないようなケースの場合、**「1カ月後も働いているイメージができますか？」** という質問をしてみるとよいでしょう。この質問は非常に有効です。長時間労働者の多くは、睡眠時間が削られ、疲れが溜まってギリギリの状況になっている可能性があります。そのようななかで、1カ月後も職場で働いているイメージができないということは、かなり危険な状態だと考えてよいでしょう。

面接指導の結果報告書および就業上の措置に係る意見書のサンプルを図8（前ページ）に示します。

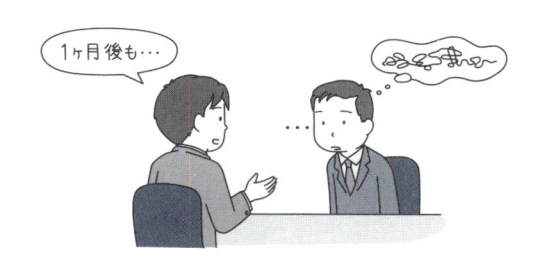
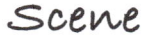

C 組織全体を変える長時間労働管理

Scene

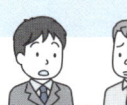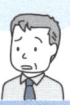

長時間労働者の面接指導を続けて3カ月経ち、少しずつ残業時間削減に対する意識は高まってきたようだったが、まだ目に見える変化はなかった。

人 事 長時間労働の社員の面接をありがとうございます。でもせっかく面接していただいたのに、まだ残業が減りません。

Dr. 羊田 個人個人への対応も大切ですが、部署ごとや会社全体での業務の見直しも必要ですね。事例も参考に対策を考えていきましょう。

1）長時間労働対策の考え方

産業医の長時間労働者への面接指導は、もぐらたたき状態と言ってよいでしょう。労働者の不調を早く探知して対応できるという意味では意義が

❶長時間労働をさせないこと
・時間外・休日労働の削減、年次有給休暇の取得を促進
・長時間労働対策を計画的、総合的に実施

❷健康管理に関する措置の徹底
・定期健康診断の実施
・自発的健康診断の実施

❸医師による面接指導の実施
・面接指導の手続き整備と適切な運営
・面接指導が必要な労働者の適切な抽出と面接の実施

❹措置を適切に実施
・医師による面接指導後の措置の実施、発生後の適切な対応
・衛生委員会における対策の推進管理

原因排除 / 状況確認 / 措置実施

図9　『長時間労働対策』の考え方の順序
❷については、疲労蓄積度チェックシートを活用することが厚生労働省から推奨されている

あるものの実際に健康障害が発生した場合に企業は安全配慮義務違反となります（p18）。毎月、産業医が関与してもです。それは、長時間労働による健康障害は、業務起因性で、その発生が予見でき、途中で企業として回避可能と考えられるからです。したがって**長時間労働の本質は、面接指導をすることではなく、発生させないしくみを創ることになります**。組織全体を変える長時間労働管理こそ最も重要だと言ってよいでしょう。産業医の3管理と同様で元からたつという考え方です。

　産業医の先生は、図9の❷と❸だけが担当のように捉えがちですが、❹の事後措置がどうなっているのか、❶まで広げられないかも考えておきましょう。

2）長時間労働管理の進め方

■ 人事やトップへの働きかけ

　この長時間労働管理は、原則人事が主導して実施していくため、産業医はあくまでも専門家としてサポートをすることになります。しかし、人事担当者もパーフェクトではないため、他社事例や組織全体へ影響する管理方法を情報として知りたがっています。それを一緒に考えていくことこそ人事にとって大きな価値をもたらし、組織全体が変わるものになります。

長時間労働管理は、経営者（トップ）のコミットが不可欠であり、「長時間労働の削減≒人件費削減」を示唆すると、経営者の取り組みが変わる印象があります。健康を切り口に攻めるよりも、費用や採用を切り口に攻めるほうが、トップを動かしやすいのが現状です。

■ 長時間労働削減の具体的な方法例

そのうえで本格的に長時間労働削減をする場合、1つのやり方をご紹介します（図10）。それは、衛生委員会に紐付いたプロジェクト委員会を経

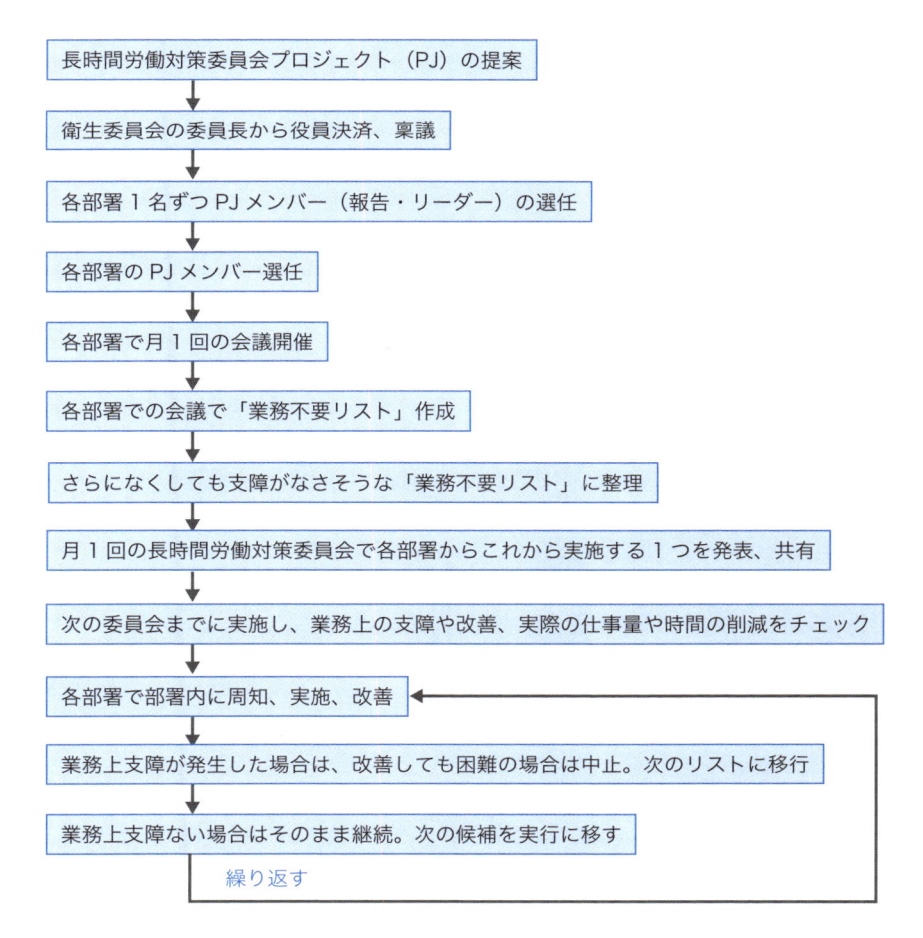

図10　業務不要リストを活用した長時間労働削減の方法

営者承認のもと毎月開催し、業務の見直しを現場とともに実施するというものです。実際、多くの業務は優先順位が不明確であったり、納品期待値が実現不可能な設定になっている、といったことが原因で長時間労働になっている現状もあります。したがって「何を捨てるのか」のコンセンサスを得たうえで1〜2週間単位で"業務不要リスト"を上から順番に実施してそれをプロジェクト委員会で共有するという方法です。産業医は委員会に参加して専門家としての意見を述べます。長時間労働は、現場の意見を反映し現場で解決していくのが望ましい問題の典型です。

それ以外の方法も紹介しておきます（図11）。基本的には、このリストがすべての長時間労働への対応策と言ってもよいでしょう。

これをどうやって実践するのかはとても難しいとはいえ、人事へ積極的に意見を伝えていきましょう。

時間外・休日労働時間の削減

労働時間の削減

・残業の手続き確認
　　→上司への申請（事前許可制，届出）
・上限設定
　　→段階的に上限の引き下げを目指す
・ノー残業デー
　　→定時退社日、終業時消灯、社内放送
・勤務時間選択制
　　→ローテーション
・代休制度
・意識改革

業務効率の改善

・業務体制改善
・多忙者対応
・業務平準化

年次有給休暇の取得促進

取得しやすい雰囲気づくり

計画的付与

・年休取得計画を作成
・誕生月休暇

単位の小型化

・年休の取得を半日、時間単位

労働時間等の設定改善

変形労働時間制の導入

・繁閑に合わせた労働時間配分

弾力的な労働時間制の活用

・フレックス制度
・裁量労働制

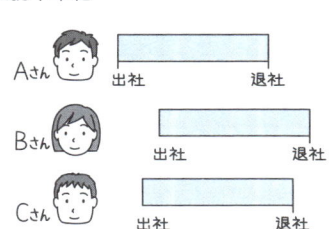

本日は
ノー残業デーです

図11　長時間労働削減の対策例

まとめ

- 長時間労働と脳・心臓疾患発生の関係は明確で、睡眠時間の減少とメンタルヘルス不調には関わりがある
  - 「80時間」「45時間」などの時間外労働の数字は健康を害することから算出されたものである。違法な長時間労働に伴う労災や訴訟などのリスクも把握しておく
- 長時間労働管理も3管理のアプローチで。特に「健康管理」「業務管理」にあたる事項を面接で確認していく
  - 面接前に可能な限り人事から情報を入手しておき、疲労蓄積度チェックシートを活用する
- 長時間労働を発生させないしくみづくりのため、人事担当へのサポートや組織への働きかけを積極的に行う
  - 業務の見直しなど、現場手動で対策できるとよい
  - 経営陣には費用や採用を切り口に提言すると効果がある

文 献

1）『産業医の職務Q&A　第10版増補改訂版』（産業医の職務Q＆A編集委員会編），産業医学振興財団，2015

2）Virtanen M, et al : Long working hours and coronary heart disease: a systematic review and meta–analysis. Am J Epidemiol 176 : 586–596, 2012
　➡長時間労働者と冠動脈疾患の関連性を示したメタアナリシス

3）島 悟：過重労働とメンタルヘルス．産業医学レビュー，2008
　https://kokoro.mhlw.go.jp/paper/files/04-r21-4-shima-kajyu.pdf

4）平成30年度「過労死等の労災補償状況」脳・心臓疾患に関する事案の労災補償状況（厚生労働省）
　https://www.mhlw.go.jp/content/11402000/000521997.pdf

5）長時間労働の削減に向けて（厚生労働省 都道府県労働局 労働基準監督署）
　https://www.mhlw.go.jp/new-info/kobetu/roudou/gyousei/dl/chyoujikan.pdf

6）改正労働安全衛生法のポイント（東京労働局）
　https://jsite.mhlw.go.jp/tokyo-roudoukyoku/content/contents/000372681.pdf

7）堀江正知：労働安全衛生法の原則とストレスチェックの制度的課題．産業精神保健 23（1）：10-16，2015

8）『労働者の疲労蓄積度チェックリスト』（厚生労働省）
　https://www.mhlw.go.jp/topics/2004/06/tp0630-1.html
　➡疲労蓄積度チェックリストのマニュアルであり、考え方や使い方が記載されている。一度は目を通しておきたい

9）『長時間労働者、高ストレス者の面接指導に関する報告書・意見書作成マニュアル』（厚生労働省）

https://www.mhlw.go.jp/bunya/roudoukijun/anzeneisei12/manual.html

➡長時間労働者だけでなく、ストレスチェックの高ストレス者へ産業医が面接指導をする内容について記載されている。こちらを読んでポイントをつかもう

- 『長時間労働者への医師による面接指導制度について』（厚生労働省，他）

https://www.mhlw.go.jp/bunya/roudoukijun/anzeneisei12/pdf/08.pdf

➡2019年4月改正前のものなのでフローは使えない

- 「産業医・産業保健機能」と「長時間労働者に対する面接指導等」が強化されます（厚生労働省）https://www.mhlw.go.jp/content/000497962.pdf

➡2019年4月より長時間労働者に対する面接指導の流れが変わったので、Column（p112）でも取り上げた。一度は目を通しておこう

Column

働き方改革関連法と産業医の権限強化

　働き方改革関連法は、最新トピックスとして産業医が頭に入れておくとよいものです。人事に質問されることも多く、特に産業医の仕事にも影響する内容も含まれているため要チェックです。

【知ってほしいポイント】
- 働き方改革関連法において産業医の権限強化があった点。これらを理解したうえで、権限行使は慎重に促え、バランスよく事業所側と話し合いながら決めていくことが肝要
- 働くTPO：Time（時間）、Place（場所）、Opportunity（機会）が多様化し、健康障害も異なる（p176）

産業医が知っておくとよい働き方改革とは？

　『働き方改革を推進するための関係法律の整備に関する法律（以下、働き方改革関連法）』は『一億総活躍社会を実現するための改革』で、多様な働き方を可能にして、労働力の減少、長時間労働、少子高齢化、労働生産性の向上等といった社会全体の課題を解消すべく、2018年に成立しました。今後の日本の労働施策を総合的に講ずる労働施策基本方針は、"公正""安定""多様性"を軸にさまざまな労働問題の方向性を示しています（図1）。

　このなかでも産業医と密接にかかわる大きな2つの柱があります。それが**"長時間労働の短縮と労働環境の改善"**と**"雇用形態の待遇差解消と柔軟な働き方"**です。前者は、**長時間労働の是正、年次有給休暇取得、中小企業支援や監督指導、最低賃金引上げ、産業保健機能強化、労働環境整備、ハラスメント対策**が中心となります。後者は、**同一労働同一賃金、正社員転換支援、裁量労働制や高度プロフェッショナル制度の理解促進、テレワーク普及促進、副業兼業促進**が中心となります。

○ 本方針は、「労働施策の総合的な推進並びに労働者の雇用の安定及び職業生活の充実等に関する法律」（労働施策総合推進法）に基づき策定したものです。（平成 30 年 12 月 28 日閣議決定）

○ 労働者がその能力を有効に発揮することができるようにするため、働き方改革の意義やその趣旨を踏まえた国の労働施策に関する基本的な事項等について示しています。

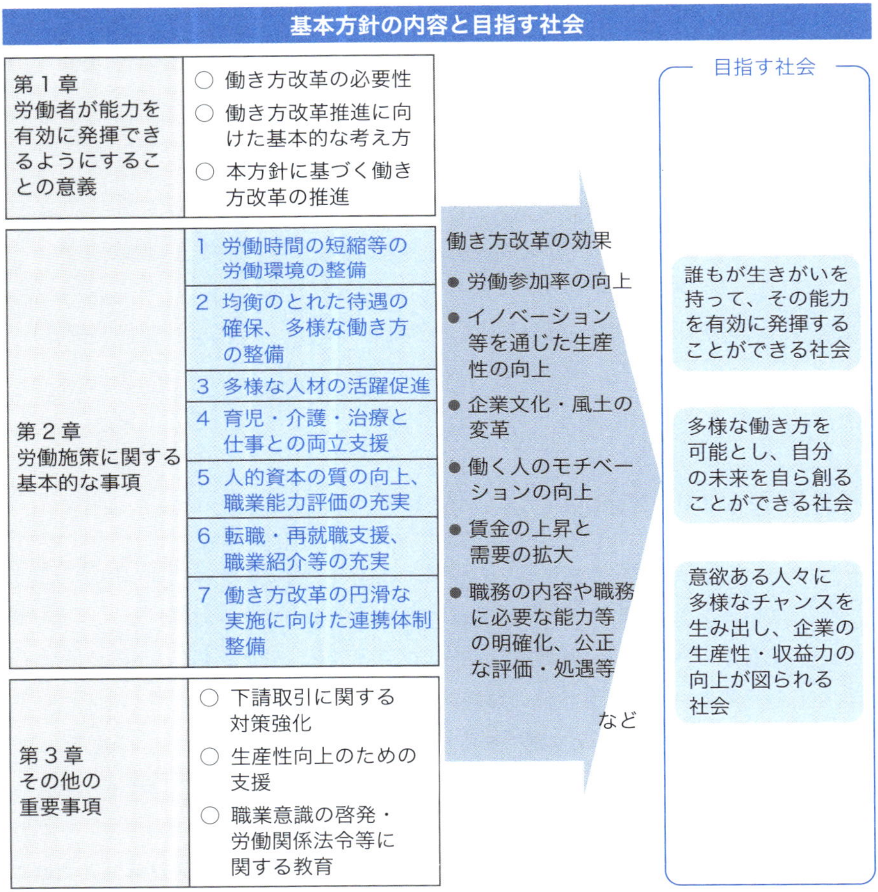

基本方針の内容と目指す社会

第 1 章 労働者が能力を有効に発揮できるようにすることの意義	○ 働き方改革の必要性 ○ 働き方改革推進に向けた基本的な考え方 ○ 本方針に基づく働き方改革の推進

第 2 章 労働施策に関する基本的な事項	1 労働時間の短縮等の労働環境の整備 2 均衡のとれた待遇の確保、多様な働き方の整備 3 多様な人材の活躍促進 4 育児・介護・治療と仕事との両立支援 5 人的資本の質の向上、職業能力評価の充実 6 転職・再就職支援、職業紹介等の充実 7 働き方改革の円滑な実施に向けた連携体制整備

第 3 章 その他の重要事項	○ 下請取引に関する対策強化 ○ 生産性向上のための支援 ○ 職業意識の啓発・労働関係法令等に関する教育

働き方改革の効果
- 労働参加率の向上
- イノベーション等を通じた生産性の向上
- 企業文化・風土の変革
- 働く人のモチベーションの向上
- 賃金の上昇と需要の拡大
- 職務の内容や職務に必要な能力等の明確化、公正な評価・処遇等

など

目指す社会

誰もが生きがいを持って、その能力を有効に発揮することができる社会

多様な働き方を可能とし、自分の未来を自ら創ることができる社会

意欲ある人々に多様なチャンスを生み出し、企業の生産性・収益力の向上が図られる社会

図1　**労働施策基本方針**（文献 1 より引用）

このなかで産業医が必ず知っておかないといけないものが3つあります。

1. 時間外労働の上限規制[2]
2. 年次有給休暇の取得[3]
3. 産業医の権限強化[4]

これらはすべて労働時間法制の見直しというパッケージだと思ってください。国全体として残業の多い業界や職種については、"強制的"に時間外労働の上限規制をし、有給休暇の取得をさせないと残業が減らないことを勘案し、今回定めたわけです。また産業医の権限強化もこの流れのなかで、残業で健康を害する労働者の対処を企業として明確にしてやっていきなさい（「長時間労働管理」p93参照）ということを言っているわけです。

産業医のどこの権限が強化されたのか？

それでは産業医のどこの権限が強化されたのか見てみましょう。

以下に厚生労働省の資料[4]より知っておいたほうがよいものを優先的に抜粋してまとめました[※1]。

①産業医の独立性・中立性の強化
　a. 事業者は、産業医が辞任したときまたは産業医を解任したときは、約1カ月以内にその旨・その理由を衛生委員会または安全衛生委員会（衛生委員会等）に報告する
②産業医への権限・情報提供の充実・強化
　a. 事業者に対して意見を述べ、労働者の健康管理を実施するために必要な情報を収集し、緊急時には労働者へ必要な措置を指示することができる
③産業医の活動と衛生委員会等との関係の強化
　a. 産業医の勧告権、衛生委員会に対して調査審議を求めることができる

※1　これらは改正労働安全衛生法や改正労働安全衛生規則に規定されました

④健康相談の体制整備、健康情報の適正な取り扱い
　　a. 労働者が産業医等に直接相談できるようにするための環境整
　　　備やそのしくみが労働者に周知される
⑤長時間労働者に対する面接指導等
　　a. 時間外・休日労働時間が1月当たり80時間を超えた労働者
　　　の氏名・当該労働者に係る当該超えた時間に関する情報を事
　　　業者はすみやかに提供する

　前後がわからないとどこが権限強化されたのかイメージが湧きにくいかも
しれませんが、①から④までは抽象的な概念で通常の産業医業務に影響はそ
れほどありません。産業医の業務に具体的に直結するのが⑤であり、前述の
パッケージに入る内容となります。①から④までを現場で実際に産業医が取
り組むと人事や事業所側からは嫌がられる可能性があります。特に、産業医
の勧告権については、なるべく使わず、慎重に行ったほうが、企業にとって
も労働者にとってもよいでしょう。産業医の権限が強化されたとはいえ、バ
ランスよく、人事と話し合いながら決めていきましょう。
　今回の法改正では、「産業医は労働者の健康管理等を行うのに必要な医学
に関する知識に基づいて、誠実にその職務を行わなければならない。」とい
う項目が追加されています。法律に誠実に実務を行うこと、と書かれるのは
恥ずかしいことではあるのですが、誠実であるためには、しっかりとしたス
キルを身につけていく必要があるでしょう。

文　献

1）「働き方改革」の実現に向けて　（厚生労働省HP）
　　https://www.mhlw.go.jp/stf/seisakunitsuite/bunya/0000148322.html
　　［労働施策基本方針］https://www.mhlw.go.jp/content/11602000/000465362.pdf
　　➡労働施策に関して国が推進する基本的な方針を知ることができる
2）時間外労働の上限規制　（厚生労働省HP）
　　https://www.mhlw.go.jp/hatarakikata/overtime.html
　　➡パンフレット（PDF）がわかりやすい
3）年次有給休暇の時季指定　（厚生労働省HP）
　　https://www.mhlw.go.jp/hatarakikata/salaried.html
　　➡パンフレット（PDF）がわかりやすい
4）「産業医・産業保健機能」、「長時間労働者に対する面接指導等」の強化（厚生
　　労働省）　https://www.mhlw.go.jp/content/000497962.pdf
　　➡今回の法改正で産業医の仕事が一部変更になる部分をわかりやすく説明してある

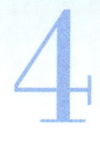

メンタルヘルス対策

　企業から求められる産業医の医術の1つとして、"メンタルヘルス対策"は必須の項目です。しかし"メンタルヘルス"というワードを聞くだけで専門外で対応がわからないなどの理由から抵抗を感じる臨床の先生もいらっしゃるのではないでしょうか？　しっかりと基本の部分を抑えれば、精神科医や心療内科医でなくても、産業医の視点で職場のメンタルヘルス対策は可能ですので安心してください。

　また産業医をはじめたばかりのときは「メンタルヘルス不調って、本当によくなるの？」という疑問を誰もが抱くことがあると思います。実際産業保健の現場では、回復までの時間はケースバイケースですが、よくなるケースも多いです。適正配置や環境を整えることで、社員が元気になっていく姿や仕事を辞めずに続けられる姿をみたときはとても嬉しいものです。

　産業医の医術は、あくまでも本人の治療ではなく、「医療機関につなぐべきかの医学的判断」「就労可否の判断」「適正配置や環境整備への助言」です。ポイントは"早期に発見して対応すること"であり、そのためには本人のセルフケアと同時に、管理監督者によるケア、社内の体制やしくみづくりがポイントになります。

　それでは、1つずつ見ていきましょう。

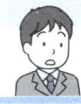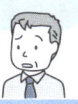

Scene

　△△カンパニーで長時間労働対策を行い、少しずつ人事担当者も社員の健康管理に意識をもちはじめて、しくみを通じて組織を動かすことの大切さを感じはじめている羊田であった。

Dr. 羊田　こんにちは、今日もよろしくお願いします。そういえば、御社では、メンタルヘルス対策やメンタルヘルス不調の社員への対応はどのように実施されているのですか？

人　事　えっ!? メンタルですか？ 特に何も。うちにはメンタルの社員はいませんし。

Dr. 羊田　そうなのですか！ 素晴らしいですね。

人　事　うちは、メンタルの社員はみんな辞めていきますから。

Dr. 羊田　!?

人　事　回転速くて…こっちもそのつもりで採用しています。この業界はそんなもんですよ。

Dr. 羊田　そうですか。でも、メンタルヘルス不調による離職が減らせれば御社も貴重な人材を失わず、人材育成に集中できるのではないでしょうか？

人　事　それはそうですが、目に見えないものへの対応なんて無理じゃないですか？

1）メンタルヘルスとは？

　メンタルヘルスとは、"精神の健康状態"を指す言葉です。"精神の症状"と聞くと、抑うつ症状や不安、焦燥感などを思い浮かべますが、実際には体の症状から不調を認めるケースも多く存在します。データとしてもうつ病患者の60～70％はまず内科を受診し、最初から精神科や心療内科を受診する例は10％程度という報告もあります[1]。治りにくい風邪や慢性頭痛なども不調のサインの1つと考えられます。またメンタルヘルスの特徴は

従来の"病気"か"病気ではない"という二分法では説明がつかないことが多く、不調と健康のスペクトラムのなかで連続体として捉える必要があり、対応を難しくしています。

2) "働く人 × メンタルヘルス不調者" の特徴

そもそも企業においてメンタルヘルス対策が問題になるのはなぜでしょうか？　その理由として以下の3つがあげられます。

①周りの人が状況を理解しにくい：明らかに病気か病気でないかでは判断できないため、周囲からは理解されにくく、本人も周囲も対応に困ってしまうのです。また突発的に起こることで対応に追われ、予想以上に労力がかかることもあります。

②原因が重複・複雑化する：原因がいくつも重なることによって複雑化し、解決が困難になります。例えば業務量の過多による時間外労働の増加にプラスして、人間関係によるストレス、業務との適正の不一致など、状態の複雑化がさらなる悪循環につながってしまいます。

③状態が反復・長期化する：メンタルヘルス疾患はすぐに回復するものではなく、状態の悪化・改善をくり返しながら、安定期に入るという特徴があります。早期に発見でき対応できれば1カ月程度で回復する場合もありますが、長期化すると年単位で経過をみる必要があります。長期化することは本人だけではなく、周囲も疲弊する原因となります。

これらの理由から多くの企業ではメンタルヘルス対策のニーズが高く、産業医に求められる必須のスキルと言えるでしょう。

Ⓑ 4つのケア

Scene

> **Dr.羊田**　確かに簡単なことではありませんが、国もメンタルヘルス対策を推進していて、指針や活用可能な資材も整備されてきています。こういったサイトをご存知ですか？
>
> **人 事**　（指針や参考サイトをHPで見て…）なるほど…。50人以上の事業所でもメンタルヘルス対策を行っている割合は9割を越えていますね[2]。

1）働く人のメンタルヘルス不調を背景とした国の施策

　厚生労働省から毎年発表される精神障害等の労災補償状況をみると、2000年（平成12年）には請求件数は212件、支給決定件数は36件でした。しかし、2018年（平成30年）には請求件数は1,820件、支給決定件数は465件と増加の一途をたどっています（図1）[3]。

　この状況を受け、さまざまな精神疾患に対する法律や指針も整備されてきました（図2）。具体的な施策の経緯などは、こころの耳というサイト[4]の"施策概要・法令・指針行政指導通達"というページなどにまとめられているので、一度目を通しておくとよいでしょう。また、それぞれの施策がメンタルヘルス対策のどのステージ（一次予防、二次予防、三次予防）に対応しているのかという視点をもつと整理しやすくなります。

2）4つのケアの推進

　なかでも『労働者の心の健康の保持増進のための指針』[5]は一次〜三次予防をカバーしており、事業所ごとに衛生委員会などにおける調査審議のうえ"心の健康づくり計画"を立案し"4つのケア"を推進することを指針として示しています。ここではこの"4つのケア"について紹介します。

　4つのケアとは「セルフケア」「ラインによるケア」「事業場内産業保健スタッフ等によるケア」「事業場外資源によるケア」になります（表1）。

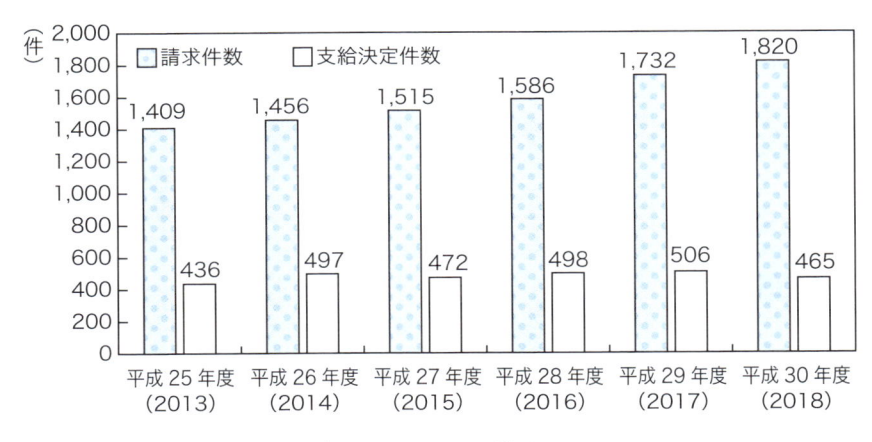

図1　精神障害の請求および支給決定件数の推移 （文献3より作成）

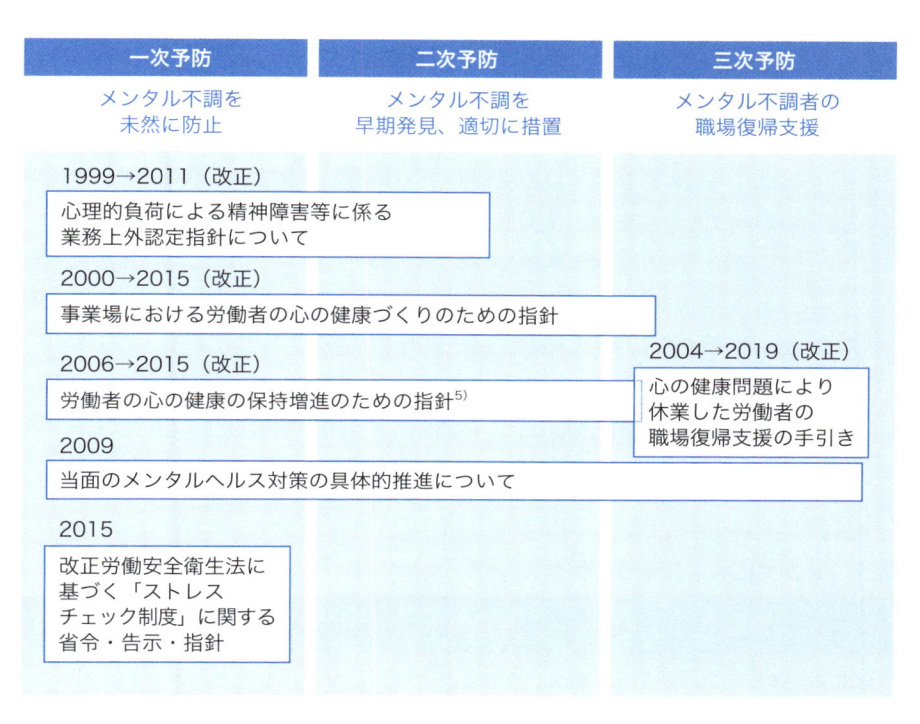

一次予防	二次予防	三次予防
メンタル不調を 未然に防止	メンタル不調を 早期発見、適切に措置	メンタル不調者の 職場復帰支援

1999→2011（改正）
心理的負荷による精神障害等に係る
業務上外認定指針について

2000→2015（改正）
事業場における労働者の心の健康づくりのための指針

2006→2015（改正）
労働者の心の健康の保持増進のための指針[5]

2004→2019（改正）
心の健康問題により
休業した労働者の
職場復帰支援の手引き

2009
当面のメンタルヘルス対策の具体的推進について

2015
改正労働安全衛生法に
基づく「ストレス
チェック制度」に関する
省令・告示・指針

図2 メンタルヘルスに関する施策指針（文献4より作成）

「セルフケア」は労働者本人が自身によるケア、「ラインによるケア」は上司などの管理監督者によるケア、「事業場内産業保健スタッフ等によるケア」は産業保健スタッフによるケア、「事業場外資源によるケア」は主治医やEAP[※1]機関によるケアになります。これらは、メンタルヘルス不調者の**休職・復職管理は誰か1人が負担を負うのではなく、チームで連携してケアを行っていくことが重要である**ことを示しており、決して産業医だけが負担を負うものではありません。

メンタルヘルス不調者が出た場合には、1番身近にいる上司が日々の体調管理を確認していく、人事は異動なども含め環境調整を行う、産業医や保健師などは専門的なケアを行う、必要に応じて外部の主治医と連携する

※1　EAP：Employee Assistance Program。従業員支援プログラムのこと。事業者から労働者へ福利厚生の一環として、提供されているメンタルヘルス対策のアウトソーシング機関

など、それぞれの立場を明確にして連携していくことで効果的なサポートができると考えられます。実際に企業では人数規模や職種、会社の産業保健に対する理解度の違いから、使えるリソースにばらつきがあります。産業医に丸投げになっている場合や、人事が独自で判断して産業医に情報があがってこない場合、産業保健スタッフ（保健師や心理士）などが常駐しているが、1人で抱えすぎている場合などがあります。このように片寄りがある場合は使えるリソースを把握したうえで役割分担を行い、社内の体制を整えていくことも産業医の仕事の1つといえるでしょう。

　また、一次予防として「ストレスチェック制度」（p131も参照）、三次予防として『心の健康問題により休業した労働者の職場復帰の手引き』（p151も参照）などがあります。

表1　メンタルヘルス4つのケア

分類	実施者	対策
セルフケア	すべての労働者	● ストレスやメンタルヘルスに対する正しい理解 ● ストレスチェックなどを活用したストレスへの気付き ● ストレスへの対処
ラインによるケア	管理監督者（上司）	● 職場環境等の把握と改善 ● 労働者からの相談対応 ● 職場復帰における支援、など
事業場内産業保健スタッフ等によるケア（社内スタッフ）	産業医 衛生管理者 保健師 人事労務管理スタッフ など	● 具体的なメンタルヘルスケアの実施に関する企画立案 ● 個人の健康情報の取扱い ● 事業場外資源とのネットワークの形成やその窓口 ● 職場復帰における支援、など
事業場外資源によるケア（社外スタッフ）	事業場外の機関 専門家	● 情報提供や助言を受けるなど、サービスの活用 ● ネットワークの形成 ● 職場復帰における支援、など

（文献5を参考に作成）

C 3管理に基づくメンタルヘルス対策

Scene

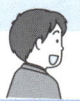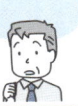

メンタルヘルス対策に取り組んでいる事業所の取り組み内容としては、ストレスチェック（62.9％）を除くと、労働者への教育研修・情報提供（56.3％）、事業所内での相談体制の整備（42.5％）などがみられる[2]。

人事 実は社員が診断書を持ってきて、はじめて心の不調に気が付いたのですが…。悪化する前にどこかで気付けたんでしょうか？

Dr. 羊田 社内に相談しやすい体制があるとよいですね。また普段から3管理を実践することで気付けることも増えてくるでしょう。

メンタルヘルス対策も基本は、5管理（特に3管理）を徹底することに変わりはありません（図3）。基本の3管理を中心に考えてみましょう。状況に応じて、本人・上司・人事などからヒアリングを行い、対応を検討していきます。

環境	業務	健康
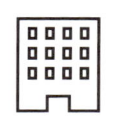		
どんな職場環境なのか	どんな業務をしているのか	どんな健康状態なのか
①ソフト：企業文化、社風、就業規則、規定 ②ハード：物理的な職場環境（室温、温度、作業空間）	①業務量：作業量 ②業務内容：作業内容、作業姿勢 ③指揮命令：情報共有、コミュニケーション、マネジメント	①身体的：健康診断やVDT健診結果 ②精神的：ストレスチェック結果 ③社会的：勤怠結果（労働時間）キャリアの結果（人事情報）

図3 3管理の徹底

1）健康管理：“不調になるタイミング”を予測する

　まずは労働者の健康管理の視点からのアプローチです。メンタルヘルス対策は、早期発見・早期介入が鉄則であり、いかに早い段階で適切な対応ができるかがポイントになります。そのため、**不調になるタイミングを予測することが大切**です。例をあげると「勤怠が不良になる」「ストレスチェックで高ストレス者になる」または「職場全体が高ストレス職場である」「過重労働を強いられている」「上司から相談を受ける」などです（表2）。これらの情報は、事実を元にしているため、客観的に不調になるリスクが高いと予測をすることができます。積極的に産業医面接を実施する機会をつくりましょう。

　産業医面接を調整でき本人と接することができたら、しっかりと状態を把握しましょう。メンタルヘルス不調には、発生する順番とその度合いについて“ゲイツ心配おねしょ”というゴロで紹介しておきます。「ゲ」→「よ」にかけて順番に状態とパフォーマンスが低下していることを表しています（図4）。

表2　メンタルヘルス不調になる予兆

勤怠不良

- 90% 未満の出勤日数の社員*

ストレスチェック

- 高ストレス者
- 高ストレス者の割合が高い部署にいる社員

過重労働

- 疲労蓄積のある過重労働社員
- 環境変化がある社員

上長からの相談

- 社内で揉めることが多い社員
- 成果が急に下がった社員

---

* 　80％以上で有給発生（労働基準法）なので、予兆・未然に防ぐという意味での90％

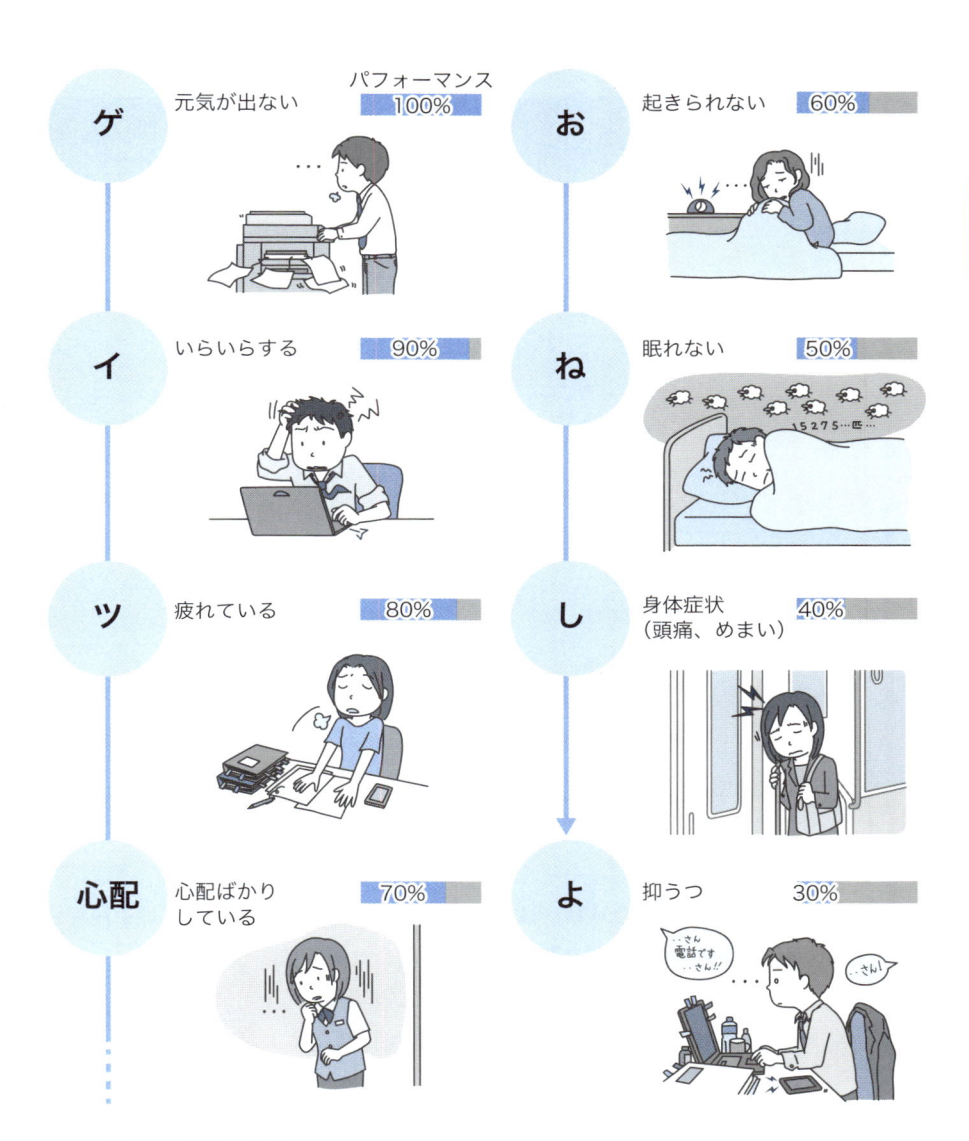

図4　社員の状態を把握する
メンタル不調は発生する順番とその度合いが決まっている

　　産業医面接で状態を確認した後は就労の可否を判断し、アクションを起こす必要があります（表3）。労働者の状態から労働生産性を予測し、心身

表3　症状で各ケアのアクションを変える

身体愁訴	生産性(%)	環境変化	本人セルフケア	上長ラインケア	社内スタッフケア	社外スタッフケア
元気がない	100	《3リスク》①職場②家庭③業務・3つ以上で高リスク・3カ月以上で高リスク	○	※ケースバイケース※勤怠不良あれば社内スタッフケア関与（勤怠不良定義：90%未満の出勤日数）		–
いらいらする	90		○			–
疲れている	80		○			–
心配ばかりしている	70		○	○	△	△
起きられない	60		○	○		△
眠れない	50		○	○		△
身体症状	40		○	※ケースバイケース		△
抑うつ	30		○	○	○	○

の状態を悪化させる他の要因がないかなどをチェックし、産業医のアクションを変えていきます。状態が軽度の場合は、基本は本人へのセルフケアを促し、心理教育を行うだけでも十分効果が得られます。しかし一方で、**起きられないといった症状を認めはじめた場合は、不眠を伴っている可能性が高くなるため注意が必要です**。その場合は医療機関への受診勧奨に加えて、本人だけではなく、上長や人事へも情報を共有し、環境を調整できないかなどの相談を含めて、それぞれが役割分担をして本人へ対応をできるようにしましょう。

2）業務管理：「業務」と「コミュニケーション」（表4）

　次に業務（作業管理）の視点から考えていきましょう。最近取り沙汰されることの多い"働き方改革"や"生産性の向上"にもつながる部分です。確認するべきことに「業務量」「業務内容」「コミュニケーション」の3要素があげられます。

「業務量」は分解すると、「業務内容」×「業務時間」に分けられます。どんな内容を、どれだけの時間、どの時間帯でと確認していきます。残業時間が長くなることや勤務時間が変わることは生活リズムにも影響を及ぼし、睡眠時間の減少はさまざまな不調をきたす原因になります。

　「業務内容」は「マネジメント」×「スキル設定」に分解できます。メンタルヘルス対策の4つのケアの1つであるラインケアは非常に重要であり、1番身近にいる上司が部下の不調に気づき、マネジメントができているかを労働者本人または人事から情報収集します。また責任感が強い人ほど求められる仕事スキルと実際のスキルとの乖離により、メンタルヘルス不調をきたす場合が多く、実際のスキルに合った仕事のゴールをしっかりと設定することで、ストレスを軽減することができます。

　3つ目は「コミュニケーション」です。職場でのストレス要因に男女ともに"人間関係"があがります。効率よくパフォーマンスを発揮するには、コミュニケーションが良好であること、風通しがよいことは重要なことです。そのためには、日頃から言いたいことが言える職場環境づくりなどを実施していく必要があります。

表4 「業務」と「コミュニケーション」

業務量 ＝ 業務内容 × 業務時間

- 業務時間の長さや時間帯などが体調に影響していないか
- 業務時間帯やシフト勤務による生活リズムへの影響はないか

業務内容 ＝ マネジメント × スキル設定

- 上司のマネジメント状況
- 求められる仕事スキルと実際のスキルとの乖離

コミュニケーション

- 言いたいことが言える環境

3) 環境管理：“変化”と“将来への不安”（表5）

　　最後に環境管理（作業環境管理）になります。環境の変化によってストレスを感じ、その環境に適応できず、メンタルヘルス不調をきたすこともあります。例えば、会社の経営資本の変化や業績悪化によるリストラの可能性の浮上、人事評価制度や労働施策の変化または無変化などがあげられます。いつもは変化に適応できる人も、将来への不安を伴いはじめると思うように解決できないのが、働く人のメンタルヘルス対策の難しさといえるでしょう。産業医としてはできることは少ないですが、**“変化”への準備を促す**ことは可能です。

例
- ・本社移転に伴い通勤時間が倍になった社員へのアンケート調査と対応
- ・早期退職やリストラ後に残された同部署の社員への面接指導
- ・安全配慮義務と自己保健義務を理解していない社員への説明（改めて、会社の役割と本人がやるべきことを理解してもらうため）　　など

表5　“変化”と“将来への不安”

経営資本の変化

- M&A による合併・統合に伴う組織再編
- 代表取締役の交代による経営方針の変化

業績悪化に伴う雇用・賃金の変化

- 早期退職・リストラ実施
- 賃金の削減
- 残業規制
- 一時休業
- 配転、出向

人事評価制度や労働施策の変化 or 無変化

- 就業規則等の Work Rule の変更
- 人事評価や労働形態が不適切

事　例

早期発見・介入でうまくいったケース

　Ａ事業所では、ラインケアを重要視しており、毎年研修を実施していた。具体的には、管理監督者が集まる会議で、30〜40分程度の時間を確保してもらい、産業医からラインケアの重要性や早期発見のポイント（ゲイツおねしょ）や、4つのケアに基づき連携することの重要性、相談窓口の連絡先などを周知していた。

　最初はめんどくさいなと感じていた管理監督者たちであったが、重要なことを毎年繰り返して伝えることで「大事なポイントはここ」と認識できるようになった。

　その結果、産業医の出務が月に1回であっても、上司Ｂから「最近部下Ｃの顔色が悪く、会議中には眠そうで、遅刻なども増えてきた。ぜひ産業医につなげたい」と連絡が人事に入った。その結果、産業医の面接につなげることができた。

　原因は異動してきたばかりで業務過多になっていたが、「頑張らないといけない」という気持ちで誰にも言えない状態が続いていた。産業医からの医療的な視点での助言や、上司Ｂの業務の軽減によりＣは休業することなく回復できた。

● この例は、上司が早期に発見し産業医につなげたことで回復につながった1例である。現場では、産業医は月に1回出務する存在であるという認識が強いため、産業医に相談のないまま、社員のメンタルヘルスが悪化し、休業した後に産業医に報告があったり、復帰時に面談を依頼されてはじめて知るということは少なくありません。

● メンタルヘルス不調を予防するために重要なのは、やはり早期に発見して原因が職場にある場合は可能な限り対応し、除去していくことです。月に1回しか事業所に出務できないからこそ、上司と人事労務担当者と協力できる体制を整えていくことが大切です。

①事例性と疾病性

　事例性とは「勤務状況が悪い」「仕事でミスが増える」「コミュニケーションがうまくとれない」など職務上問題になっている客観的な事実のこと。疾病性とは「幻聴がある」「意欲が減退している」「被害妄想がある」など本人が抱える症状および周囲が感じる病的感のことです。

　産業医に相談が来る場合は、事例性と疾病性がどちらも混在している場合が多く、まずは専門家の立場として疾病性について、どの程度であるかを確認し、そのうえで、「原因は何か」「就業継続による悪化はどの程度か」を判断していきます。それに応じて、「どのような事例性が出ていて本人や職場は困っているのか」を上司も含め確認し、事例性の改善に向けての検討を行います。ケースによっては、疾病性は強くなく、事例性ばかりが目立つ場合があります。そのときは、本人の個人特異性を考えていく必要があります。

②業務起因性と個人特異性

　疾病性と事例性を確認して、「疾病性」の原因がよくわからないケースもあります。その場合に、まず確認するべきなのは「明確な業務起因性はあるのか」という点になります。業務起因性がなく、あくまでも本人の特徴である個人特異性が問題ならば、それは本人の努力で解消しうるのか、会社に適応できるのか、そのための再評価までの期間はどのくらいかなどを慎重に検討していく必要があります。

③解決方法と段階的期日

　明らかに疾病性や事例性も強く出ているにもかかわらず、本人または上司がその状態を認めないケースも存在します。例えば、遅刻の回数が増え仕事のミスが続き、不眠などの症状も認めているため、業務の軽減や休業を指示したところ「今が一番大事なときなんです」といって対応しない場合などです。

　その場合は、"期日"をもって対応することがポイントになります。今が一番忙しい時期ならば、いつになれば少し落ちつくのかを確認しながら「○カ月後に再度面談として、そのときまでに勤務状態や不眠が改善しない場合は業務軽減（または休業）としましょう」と具体的に

期日を決め、本人や上長の納得を促していきます。この場合に、しっかりと約束が守られるように人事にも面談に立ち会ってもらい、複数の目で経過観察を行います。これは著者らの経験になりますが、本人1人に約束をさせるよりも、上司のマネジメントを含めて約束を行う方が圧倒的に改善するケースが多いです。

　メンタルヘルス不調に陥った場合、「物事を判断する能力が低下する」ことも1つの特徴であり、その部分をフォローするためには、やはり上司のサポートが必要と考えられます。

まとめ

- 早期発見・介入のために、4つのケア「セルフケア」（労働者本人）、「ラインケア」（上司などの管理監督者）、「事業場内産業保健スタッフ等によるケア」（産業保健スタッフ）、「事業場外資源によるケア」（主治医やEAP機関）を連携して実践しましょう
- メンタルヘルス対策も基本は同じ3管理がベース。産業医面接ではしっかりと3管理の視点で確認し「医療機関につなぐべきかの判断」「就業可否の判断」「適正配置や環境整備への助言」をしていきましょう

文 献

1）三木 治：プライマリ・ケアにおけるうつ病の実態と治療. 心身医学 42：585–591, 2002
　➡心療内科のプライマリ・ケア医における初診患者のうつ病の実態調査を行った結果がまとめられている
2）平成30年「労働安全衛生調査（実態調査）」の概況
　https://www.mhlw.go.jp/toukei/list/h30-46-50b.html
　➡事業所と労働者別に職業生活の不安やストレス状況などが調査されており、基礎資料となる
　・事業所調査　https://www.mhlw.go.jp/toukei/list/dl/h30-46-50_kekka-gaiyo01.pdf
　・労働者調査　https://www.mhlw.go.jp/toukei/list/dl/h30-46-50_kekka-gaiyo02.pdf
3）精神障害に関する事案の労災補償状況（厚生労働省）
　https://www.mhlw.go.jp/content/11402000/H29_no2.pdf
　https://www.mhlw.go.jp/content/11402000/000521999.pdf
　➡業種別・年齢別構成比、都道府県別・時間外労働時間別・就労形態別・出来事別の支給決定件数なども公表されている

4 ）こころの耳　http://kokoro.mhlw.go.jp/
➡厚生労働省が提供している働く人のメンタルヘルス・ポータルサイト

5 ）『労働者の心の健康の保持増進に関する指針』職場のメンタルヘルスケア（厚生労働省）　https://www.mhlw.go.jp/file/06-Seisakujouhou-11300000-Roudouki-junkyokuanzeneiseibu/0000153859.pdf

● 『産業医の職務Q＆A（第10版増補改訂版）』（産業医の職務Q＆A編集委員会編），産業医学振興財団，2015
➡よくまとまっており、知識の整理に役立つ

● 『メンタルヘルス対策のすすめ方』（藤代一也 著），産業医学振興財団，2012
➡メンタルヘルス対策におけるステージ別に企業の対策方法がまとめられている

● 『職場のストレスマネジメント （CD付き）：セルフケア教育の企画・実践マニュアル』（島津明人 編著），誠信書房，2014
➡事業の規模や職種に合わせて研修を紹介しており、スライドが収録されている

● 『セルフケアの技法と研修の実務』（島津美由紀，真船浩介 著）産業医学振興財団，2012
➡セルフケア実施時に参考になる

Column

産業医のハラスメントへのかかわり方

■ ハラスメント問題の考え方

　産業医の仕事をやっていると必ずハラスメントの問題にかかわります。パワーハラスメント、セクシュアルハラスメントが中心になりますが、スメルやマタニティ、育児など幅広い相談を受けるかもしれません。労働者が人事に相談して人事から対処について質問を受けたり、ハラスメント研修を依頼されるかもしれません。産業医面談時に労働者から質問されることも多くあります。そのような場面で産業医としてどのようにかかわるのがよいのか背景も含めて整理しておきましょう。

　ハラスメントについて、法律では「男女雇用機会均等法」「育児・介護休業法」「労働施策推進法」上で雇用機会均等が損なわれる不利益の取り扱いにあたる場合、これを禁止しています。さらに政府は 2019 年 3 月「職場における労働者の就業環境を害する言動に起因する問題の解決の促進（＝ハラスメント対策）」を**企業に義務づける**労働施策総合推進法改正案を閣議決定し、大企業は 2020 年 4 月から、中小企業は 2022 年 4 月から義務化されました。

　そういうなかでハラスメントの基本にあるのは、**"仕事（取引）や成果に関すること以外での不平等さ"**にあります。性別や年齢、妊娠、育児、外見、宗教など**仕事以外の要素で、本来の評価が著しく下げられてはならない**という概念です。これは日本だけでなく、欧米を中心に当たり前になりつつある普遍的な考え方になります。この問題を考える際には、**「職場でハラスメントによって仕事や成果がどのくらい損なわれたのか」**と考えるとよいでしょう。

■ ハラスメント事案における産業医のかかわり方

　多くの場合、ハラスメント自体をよく理解していないなかで、労働者から質問を受けることでしょう。また人事からはハラスメントとしてではなく、

労働者が悪いといった情報のなかで相談を受けるかもしれません。労働者と会社側が感情的になりやすい状況だからこそ産業医として注意が必要です。

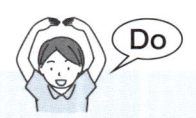

「労働者の体調不良と就業可否に注目する」

- 体調不良になっている可能性があるため、疾病性と就業可否を確認する
- 体調不良の原因としてハラスメント以外にないか確認する

「ハラスメントが関係する事案は、何を言ったのか記録に残す」

- 人事と状況を共有する必要もあり記録に残しながら人事のサポートをする
- 労働者とも後々「言った」「言わない」にならないよう、体調面でサポートしたことを記録に残す

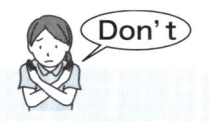

「労働者にハラスメントであることを言わない、判断しない」

- 状況がハラスメントに該当するかどうかは労働者や人事の情報だけでは判断できない
- ハラスメントかどうか聞かれた場合には、ハラスメントの定義のみを伝える

文献

- あかるい職場応援団（厚生労働省HP）
  https://www.no-pawahara.mhlw.go.jp
  ➡パワハラについて、定義や実例などが動画で見ることができとてもわかりやすい
- セクシュアルハラスメント対策に取り組む事業主の方へ（厚生労働省HP）
  https://www.mhlw.go.jp/stf/seisakunitsuite/bunya/0000088194.html
  ➡事業主側へ取り組み方法、対策を紹介している

5 ストレスチェック管理

　事業者に義務づけられている産業医の面接指導の1つがストレスチェック後の高ストレス者面談です。メンタルヘルス対策の一次予防としてのストレスチェックですが（p117）、今までの産業医業務に追加されて負荷が増えたことや面接指導に自信がないなどの理由で、平成27年（2015年）に心理的な負担の程度を把握するための検査（ストレスチェック制度）がはじまったときは「それなら辞めます」と言って契約を辞退してしまう先生が続出して、企業は困ってしまったということも起こりました。

　産業医として必ず必要となるスキルであり、本項では産業医が担う役割や高ストレス者面接時の対応方法、応用として集団分析結果を組織に生かす方法などを学んでいきましょう。

A 実施者としての役割

Scene

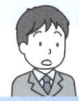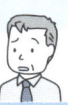

　平成27年（2015年）から労働者が50人以上いる事業場にはストレスチェック制度が義務づけられた[※1]。健康診断のように毎年実施することが義務づけられており、高ストレス者と判断され、産業医面談を希望する従業員には面談の機会を提供する必要がある。また努力義務ではあるが、集団分析も実施し高ストレス職場においては、職場環境改善も実施するとなっている。法律や手引きなどにも目を通したが、複雑に見えてしまい、正直なところ産業医として何をすればいいのか、羊田自身もよくわかっていなかった…。

> **人　事**　先生、ストレスチェック制度をうちでも実施しないといけなくて。ぶっちゃけ、これって意味あるんですか？　うつ病になっている社員を早く見つける検査ですよね？
>
> **Dr.羊田**　…いや、あくまでも一次予防対策だから、位置づけとしては違うんですよ。
>
> **人　事**　一次予防？　それって何ですか？
>
> **Dr.羊田**　メンタルヘルス対策は病状の段階によって対策が異なります。せっかくストレスチェックもはじまるので、一緒に確認してみましょう。

1）ストレスチェックの目的

　近年、仕事による強いストレスが原因で精神障害を発病し労災認定される労働者が増加傾向にあり、労働者のメンタルヘルス不調を未然に防止することがますます重要な課題となりました。こうした背景を受け、平成26年（2014年）6月25日に公布された「労働安全衛生法の一部を改正する法律」（平成26年法律第82号）では、心理的な負担の程度を把握するための検査（ストレスチェック）およびその結果に基づく面接指導の実施等を内容とした「ストレスチェック制度」（労働安全衛生法第66条の10に係る

※1　労働者が50人未満の事業場は努力義務となっています

事業場における一連の取組全体を指します）が新たに創設されました（平成27年12月1日施行）。この制度は、労働者のストレスの程度を把握し、労働者自身のストレスへの気づきを促すとともに、職場改善につなげ、働きやすい職場づくりを進めることによって、労働者のメンタルヘルス不調を未然に防止すること（一次予防）を主な目的としたものです。よって、この制度の目的は以下であり、決してうつ病の労働者を見つけるものではないということをおさえておく必要があります。

- ●一次予防を主な目的とする
  （労働者のメンタルヘルス不調の未然防止）
- ●労働者自身のストレスへの気づきを促す
- ●職場環境の改善につなげる

ストレスチェック制度の流れ（図1）は厚労省のサイト[1]などでも紹介されています。一度は目を通しておきましょう。

要約するとストレスチェックは主に5つのステップで構成されています。

ステップ①　［実施前］ストレスチェック制度に関する方針決定
ステップ②　［ストレスチェック］ストレスチェック実施
ステップ③　［面接指導］高ストレス者のなかで希望者を対象に「医師の
　　　　　　面接指導」実施
ステップ④　［集団分析］ストレスチェック結果の分析と職場環境の改善
　　　　　　（※努力義務）
ステップ⑤　［全体の評価］全体のまとめと労働基準監督署への報告

この5つのステップごとに産業医の役割をみていきましょう。

■ステップ①ストレスチェック制度に関する方針決定

ストレスチェックを開始する場合、まず実施前に事業者が方針の決定・表明をしたうえで、衛生委員会で実施方法について審議を行います。この結果をふまえて実施に関する規程を定め、これを労働者に周知する必要が

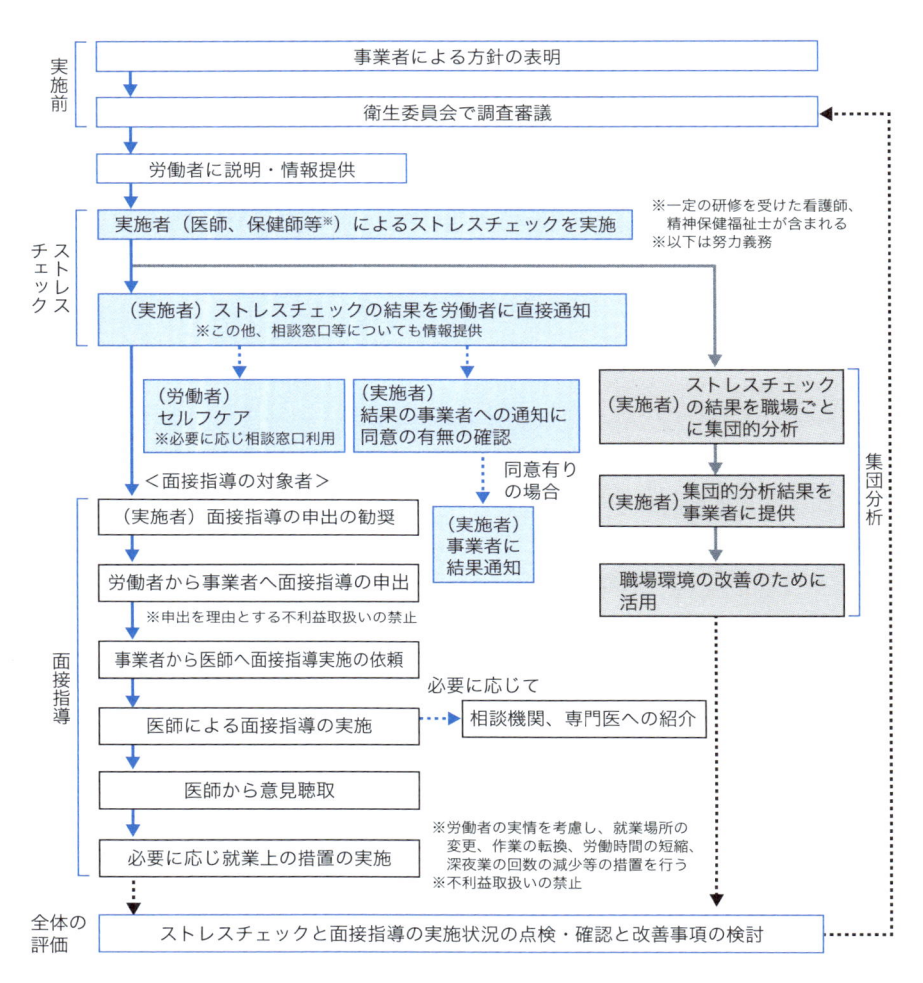

図1　ストレスチェックの全体の流れ（文献1より引用）

あります。主体となって社内でのフローをつくるのは人事担当者などになりますが、産業医は規程の確認や衛生委員会でのアドバイスができる程度の知識を身につけておくといいでしょう（規程のひな形[2] が厚労省より出ています）。もしその場で回答できない場合は、どのサイトや文献で調べればよいかをおさえておき、持ち帰ったうえで後日返答しましょう。

〈事業者に伝える際におさえておくポイント〉

①常時使用する労働者に対して、医師、保健師等によるストレスチェックを実施することが事業者の義務（労働者数50人未満の事業場は当分の間努力義務）

②検査結果は、検査を実施した医師、保健師等から直接本人に通知され、本人の同意なく事業者に提供することは禁止

③検査の結果、一定の要件に該当する労働者から申出があった場合、医師による面接指導を実施することが事業者の義務、また、申出を理由とする不利益な取り扱いは禁止

④面接指導の結果に基づき、医師の意見を聞き、必要に応じ就業上の措置を講じることが事業者の義務

　特に②や③は強調して労働者に伝えるべきです。 正直に答えても結果は同意なく会社側に伝わらないことや、面接を申し出ても不利益を被らないことなどの安心できる環境を同時に提供しないと、回答が操作される危険性があります。お金も時間もかけて実施する検査ですので、「ただやっただけ」と形骸化しないように工夫することが大切です。

■ ステップ②ストレスチェック実施

　まずストレスチェックをはじめる場合に、事業者はストレスチェックの"実施者"を任命する必要があります。実施者はストレスチェックの実施に当たって、当該事業場におけるストレスチェックの調査票の選定や評価方法、高ストレス者の選定基準の決定などについて事業者に対して専門的な見地から意見を述べる必要があります。実施後には、結果に基づき高ストレスに該当した従業員が医師による面接をうけるか否かを判断する役割を担っているため、医師や保健師やその他の決められた基準を満たす者のみが担当できる役割です。

　多くのケースでは産業医が実施者になる場合が多いですが、産業医が嘱託で保健師が常駐している場合は保健師が担当する場合もあります。また外部に委託する場合は、委託先の専門職が実施者になります。その場合に産業医は共同実施者にならないと、ストレスチェックの結果を閲覧できな

いので、**共同実施者になることがポイント**です。また外部に委託する際には**サービスに見落としがないことチェックしましょう。**

B 高ストレス者の対応

Scene

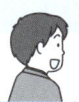

> ストレスチェックの結果が、続々と実施事務従事者の元に戻ってきた。ストレスチェック制度実施マニュアル[2] の基準を元に面談を受けるべき高ストレス者を選定し、産業医面接を受けるように指示をした。

人事 早速3名ほどから産業医面接希望の返事がきました。

Dr.羊田 それでは面接の調整をお願いします、どんな方々が上がってきましたか？

人事 それが今までマークしていなかった社員だったので正直驚きました。

Dr.羊田 そうなのですね、面接までには一応その方の事前情報として勤怠や職場での状況を共有してもらえるとより有効な面接ができると思います。ストレスチェック後の面接は早期に病院につなげたり、また対象者を通じて職場の様子も把握できるので重要な面接です（と、講習会では聞いている…）。

人事 先生そうなるといつもの時間よりオーバしそうなのですが大丈夫ですか？

Dr.羊田 この時期はしかたないものですよ！　早めに対応するのが肝心なので。私も今後はストレスチェックのときは少し長く訪問時間を確保できるようにしておきますね。

1）高ストレス者の選定

　ここからは、実施後についてみていきましょう。結果は図2のような形で、労働者にフィードバックされています。多くの企業ではストレスチェック制度実施マニュアル[2] に基づく数値基準によって"高ストレス者"と判

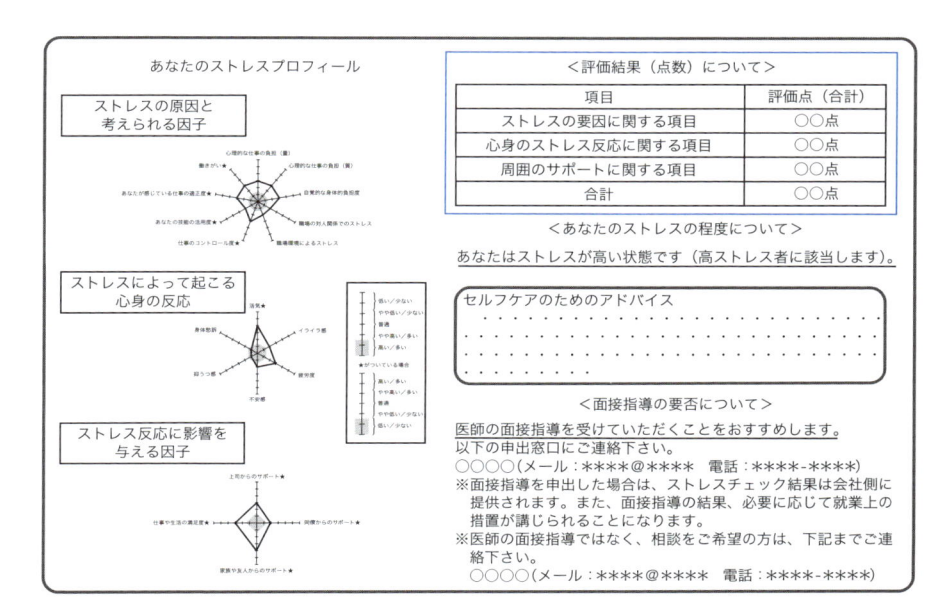

図2 本人に通知するストレスチェック結果のイメージ
(文献1より引用)

断しており、目安として10％程度が高ストレスになるような基準になっています。

■ ステップ③高ストレス者のなかで希望者を対象に「医師の面接指導」実施

高ストレス者であり、医師面接が必要だと判断した場合には、労働者に医師面接を受けるように勧奨を行います。そこで労働者が希望した場合には事業者は医師面接を設定し、医師面接の結果を聴取して、就業上の措置を実施していくという流れになっています（図3）。あくまでも医師面接となっており、その企業が選任している産業医でなくても実施することは可能ですが、職場の環境をよく知る産業医が実施し、適切な事後措置を述べることが望ましいと考えられます。

2）高ストレス者面談

ストレスチェックもメンタルヘルス不調者の面談と同様で3管理に基づき評価していきます。考え方の基本は同じであり、健康診断や長時間労働

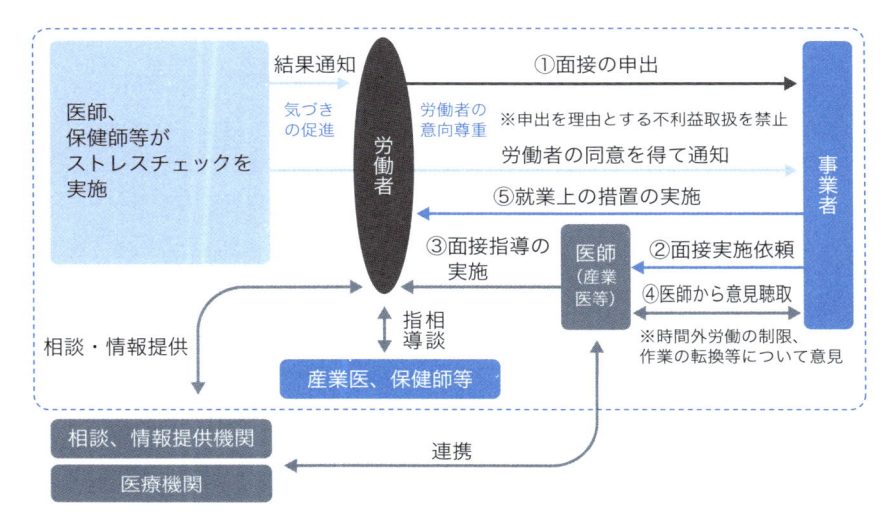

図3　高ストレス者に対するフォローの流れ
（文献3より引用）

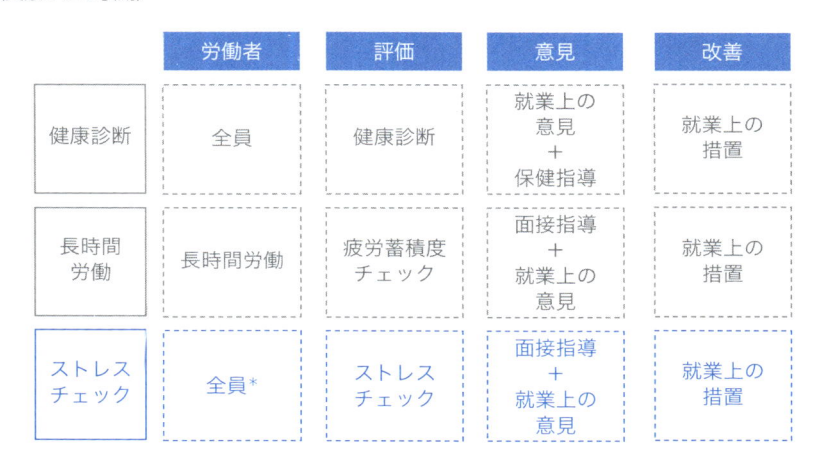

	労働者	評価	意見	改善
健康診断	全員	健康診断	就業上の意見 ＋ 保健指導	就業上の措置
長時間労働	長時間労働	疲労蓄積度チェック	面接指導 ＋ 就業上の意見	就業上の措置
ストレスチェック	全員*	ストレスチェック	面接指導 ＋ 就業上の意見	就業上の措置

図4　"ストレスチェック" も考え方は変わらない
＊：ただし受検は義務ではない（文献4より改変して転載）

　と比較して考えるとわかりやすいです（図4）。労働者がストレスチェックを受検することは義務ではありませんが、メンタルヘルス不調を未然に防止するためにはなるべく全員が受検できるように勧奨していきます。一連

の流れとしては、ストレスチェック調査票により評価を行い、高ストレス者と面談をした後に、産業医としての意見を述べ改善につなげるとなっており、他の面談と基本は同じです。

　ストレスチェックの特徴を生かすなら、結果に注目してみましょう。結果は、「心身のストレス反応」「仕事のストレス要因」「周囲のサポート」と大きく3つに分類されて表示されます。それぞれを**"心身のストレス反応＝現在"、"仕事のストレス要因＝過去"、"周囲のサポート＝未来"とイメージするとわかりやすい**です（図5）。

　例えば、現在は○○という症状が出ていますね。もしかしてその原因は、××という仕事のストレスの要因の影響を受けていませんか？ また周囲からのサポートを見ると△△の部分が不十分なので、ここを伸ばすことから対策してみませんか？ というように、今までのメンタルヘルス不調者の面談では1つ1つ聞いていたことが、結果として示されているので、踏み込んだ話をすることができたり、本人とうまくコミュニケーションをとるための手段にもなります。

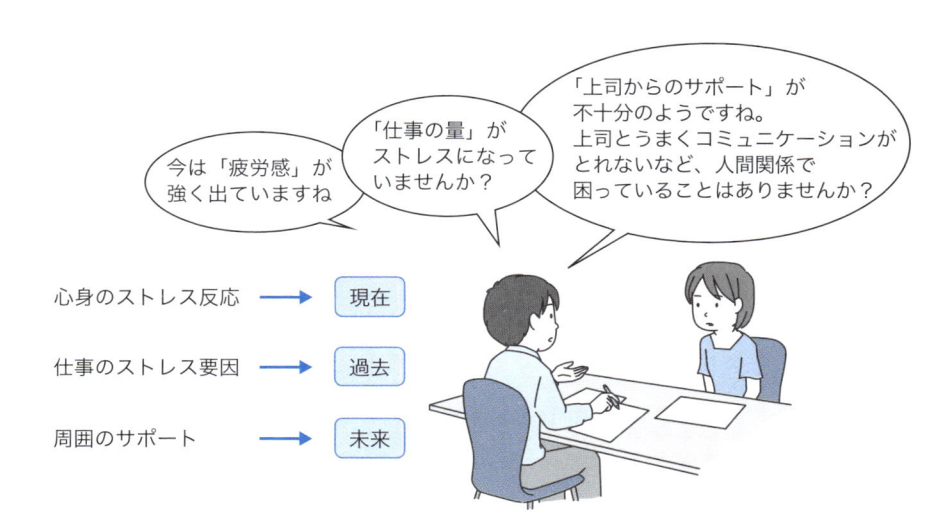

図5　ストレスチェックの構成

■ 面談を希望しない高ストレス者へは

　またストレスチェック後の面接は、あくまでも高ストレス者であり本人が希望した場合が必須条件と定められています。実際には面接の申し込みがあるのは全体の1％程度と言われており、そう考えると高ストレス者でありアプローチできない人が9％存在することになります。

　もし優先順位をつけるなら、図6のようになります。契約先の企業の希望や面接を希望する人数などにもよりますが、もし時間がとれるようなら担当者と相談をし面接の対象者を増やしていくことも1つでしょう。特に面接を希望しない9％のなかでも、心身のストレス反応が強く出ている場合は要注意ですので、産業医や保健師、実施事務従事者などから面接を受けるように勧奨するようにしましょう。

① ｜ 面接を希望する高ストレス者 ｜　（義務）

② ｜ 面接を希望しない高ストレス者 ｜

③ ｜ 受検しない高ストレス者 ｜

④ ｜ ストレスのない面接希望者 ｜　　**図6　産業医面接の優先順位**

■ 情報通信機器を用いた面接

　また分散事業所の場合、直接面接ができないという場合はテレビ電話などの通信機器を利用した面接も可能です。ただし注意点として面接指導を実施する場合の条件があります。平成27年（2015年）に厚生労働省から「情報通信機器を用いた労働安全衛生法第66条の8第1項及び第66条の10第3項の規定に基づく医師による面接指導の実施について」という通達が示されており、あくまでも条件を満たした場合と考えてください。法で定められている図6の①以外の面接においては、条件を満たさない場合でも自主的に行う活動となるため問題はありません。

　面接指導の結果報告書および就業上の措置に係る意見書のサンプルを図7に示します。

【高ストレス者の場合】

長時間労働者関係 ・ **高ストレス者関係** 【該当するものに○】

面接指導結果報告書

対象者	氏名	**労働　花子**	所属	**労働部　労働課**
		男・女		年齢　**28**　歳

勤務の状況 （労働時間、 労働時間以外の要因）	・**本年4月の人事異動により業務内容が変わり、外部との折衝業務が増大した。**			

疲労の蓄積の状況 【長時間労働者のみ】	0. （低）	1.	2.	3. （高）

心理的な負担の状況 【高ストレス者のみ】	（ストレスチェック結果） 　A.ストレスの要因　**55**　点 　B.心身の自覚症状　**81**　点 　C.周囲の支援　**30**　点	（医学的所見に関する特記事項） **強いストレス反応が数か月間継続している。**

その他の心身の状況	0. 所見なし　　**1. 所見あり**（　**体重減少などストレスの影響と思われる所見あり**　　　）

面接医師判定	本人への指導区分 ※複数選択可	0. 措置不要 **1.** 要保健指導 2. 要経過観察 **3.** 要再面接（時期：**3か月後**　　　　　） 4. 現病治療継続　又は　医療機関紹介	（その他特記事項） **専門医を受診するとともに、食事、睡眠等について継続的な保健指導が必要。**

就業上の措置に係る意見書

就業区分	0. 通常勤務　　**1. 就業制限・配慮**　　2. 要休業		

就業上の措置	労働時間の短縮 （考えられるものに○）	0. 特に指示なし	4. 変形労働時間制または裁量労働制の対象からの除外
		1. 時間外労働の制限　　　　　時間／月まで	5. 就業の禁止（休暇・休養の指示）
		2. 時間外労働の禁止	6. その他
		3. 就業時間を制限　　時　　分　〜　　時　　分	
	労働時間以外の項目 （考えられるものに○を付け、措置の内容を具体的に記述）	主要項目　a. 就業場所の変更　b. 作業の転換　c. 深夜業の回数の減少　d. 昼間勤務への転換　**e.** その他 1) **外部との折衝業務の負担軽減** 2) 3)	
	措置期間	**3**　日・週・**月**　又は　　　年　　月　　日〜　　年　　月　　日	

職場環境の改善に関する意見 【高ストレス者のみ】	**仕事上の悩みについて上司や同僚に気軽に相談できる環境をつくるため、一般社員、管理職それぞれに対するメンタルヘルス教育が必要。**

医療機関への受診配慮等	

その他 （連絡事項等）	**就業上の措置を決定する際には、本人の意見を十分に聴くことが必要。また、必要に応じ、主治医の意見も参考にすること。**

医師の所属先	**2015**年　**12**月　**20**日（実施年月日）		印
○○○○**株式会社　健康管理室**	医師氏名	**安全　一郎**	

図7　面接指導の結果報告書および就業上の措置に係る意見書（サンプル）

（文献5より引用）

C 集団分析結果を組織に活かす

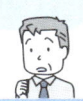

Scene

　高ストレス者対応も終わり、ひと息ついたと思っていたら、担当者から
"集団分析"について相談したいとのことであった。

人事　今日もご対応いただき、ありがとうございました。どうやら努力義
務ではあるのですが、人事の勉強会で聞いたところによると、他社では
集団分析をしていて結構いろいろな情報がわかっていいと聞きました。先
生、集団分析結果の活用について教えてもらえますか?

Dr.羊田　そうですよね。私もこれから毎年ストレスチェックを実施するにあ
たり、もっと効果的に結果を使える方法はないものか? と考えていまし
た。見よう見まねではありますが、他社でやっていらっしゃることを参
考にしながらうちでできることからはじめてみましょうか。

人事　ぜひ、お願いします。社長も気になっている様子だったので、合わ
せて報告していただけると助かります。

■ ステップ④ストレスチェック結果の分析と職場環境の改善（※努力義務）

　こちらは、「ステップ④ストレスチェック結果の分析と職場環境の改善
（※努力義務）」の部分に該当します。現状では各企業が独自に取り組んで
いる状況です。外部の委託先に分析を依頼し、結果を限られたメンバーで
共有し対策を立てる場合もあれば、社員も巻き込んだ形で現場主導型にし
て対策を講じている会社もあります。かと思えば、あくまでも努力義務で
あるため、何もしていない会社が多いのが現状です。そのため、**ストレス
チェックの今後の課題は、いかに集団分析、職場環境改善とうまく組み合
わせていくかである**といわれています。職場環境改善の効果は、労働者の
心理的ストレスの改善および生産性の増加に効果があると報告もされてい
ます[6]。

　産業医自らが分析を行うことは稀ですが、分析結果をもとにどのように

対策を進めればよいか助言を求められることはよくあります。例えば集団分析により高ストレスの労働者が多い職場が明らかになった場合、該当する職場の業務内容や労働時間などの情報と合わせて評価します。その集団の仕事の量的・質的負担や、周囲からの支援、職場の健康リスクを、他の職場と比べてみることが改善の糸口になります。また逆にストレスが低く良好と考えられた職場からヒントをつかみ、全体に水平展開をする場合もあります。

何から手をつけたらいいかわからないという場合は、『ストレスチェック制度を利用した職場環境改善スタートのための手引き』[7] や『職場改善のためのヒント集』[8] なども出されているため、こちらを参考にしながら人事と相談し、職場の環境改善をはじめてみるのもよいでしょう。

また、あくまでもこの調査票から導き出される集団分析の結果も4つの要因（量的負荷、コントロール、上司支援、同僚支援）から導き出されたものであり、外部環境（市場が渋い、売れない、景気が悪い）などの社会的な情勢が含まれていないといった課題もあります。**ストレスチェックの結果を確認しながら、外部要因なども考慮したうえで分析を行っていくことも大切です。**

■ ステップ⑤労働基準監督署への報告

最後に「⑤労働基準監督署への報告」があります。こちらに関しては主には実施事務従事者などの担当者が作成し、産業医は結果を確認し署名を行うことが役割になります。

おわりに

ストレスチェックに関しては、まず全体としての流れをつかむこと、産業医の実施者としての役割を把握すること、高ストレス者面接の対応を行えるようになること、集団分析の結果を人事と考えられるようになることが大切です。1年に1回必ず実施するのがストレスチェックですので、毎年振り返りながら少しずつ産業医としてのスキルをあげていきましょう。

まとめ

- ストレスチェックの目的は、労働者のメンタルヘルス不調の一次予防
  - 事業者：うつ病を見つけるためのものではないと認識してもらう
  - 従業員：不利益が出ないことを伝え安心して受けてもらう
- 面接は結果をもとに踏み込んだコミュニケーションをとれるチャンス。十二分に活用しよう
- 集団分析結果を活用し、職場環境改善につなげてはじめてストレス反応が改善するとの知見あり。他社や資材も参考に人事と相談しながらその企業なりの対策をはじめてみよう

文 献

1）『改正労働安全衛生法に基づくストレスチェック制度について』（厚生労働省）
https://www.mhlw.go.jp/bunya/roudoukijun/anzeneisei12/pdf/150422-1.pdf
2）『労働安全衛生法に基づくストレスチェック制度実施マニュアル』改訂平成28年（厚生労働省）
https://www.mhlw.go.jp/bunya/roudoukijun/anzeneisei12/pdf/150507-1.pdf
　・ストレスチェック制度実施規程（例）
　　https://www.mhlw.go.jp/bunya/roudoukijun/anzeneisei12/pdf/150930-1.pdf
　・数値基準に基づいて「高ストレス者」を選定する方法
　　https://www.mhlw.go.jp/bunya/roudoukijun/anzeneisei12/pdf/150803-1.pdf
3）『2015年12月からストレスチェックの実施が義務になります』（厚生労働省）
https://www.mhlw.go.jp/bunya/roudoukijun/anzeneisei12/pdf/150511-1.pdf
4）堀江正知：労働安全衛生法の原則とストレスチェックの制度的課題．産業精神保健 23（1）：10–16，2015
5）『長時間労働者、高ストレス者の面接指導に関する報告書・意見書作成マニュアル』（厚生労働省労働基準局安全衛生部・労働衛生課産業保健支援室），平成27年11月
6）「ストレスチェック制度による労働者のメンタルヘルス不調の予防と職場環境改善効果に関する研究」H27–労働－一般–004［平成27〜29年度厚生労働科学研究費補助金（労働安全衛生総合研究事業）主任研究者 川上憲人］，2018
7）『ストレスチェック制度を利用した職場環境改善スタートのための手引き』（平成29年度 厚生労働科学研究補助金（H27–労働－一般–004）ストレスチェック制度による労働者のメンタルヘルス不調の予防と職場環境改善効果に関する研究成果物）
https://mental.m.u-tokyo.ac.jp/jstress/職場環境改善スタートのための手引き.pdf
8）『職場改善のためのヒント集』（こころの耳／厚生労働省）
http://kokoro.mhlw.go.jp/manual/hint_shokuba_kaizen/

- 中災防ストレスチェックサービス（ヘルスアドバイスサービス）（中央労働災害防止協会）
  https://www.jisha.or.jp/stress-check/index.html
- 山下 貴裕：ストレスチェックの高ストレス者判定点数基準を独自で決めてみよう．産業衛生学誌 59：29-33，2017
- 健康いきいき職場づくりフォーラム（東京大学大学院医学系研究科精神保健学分野）
  https://mental.m.u-tokyo.ac.jp/jstress/

Column

産業医の訴訟リスク

産業医に必要なリスク管理

　　企業が産業医を重要視するようになったのは、社員の健康管理を行い生産性の向上をめざすためであると同時に、業務が起因して健康障害が起こり訴訟となるのを防ぐ、リスク管理のためでもあります。

　　今までは企業が訴えられることはあっても、産業医自身が訴えられるというのはそれほど多くはありませんでした。しかし最近では企業と手を組んで不当に労働者を解雇する"ブラック産業医"という言葉も出てきました。意図的にブラック産業医をしている医師もいるのかもしれませんが、一方で知らず知らずに企業に言われるままに判断していたら"ブラック産業医"になっていたという例も出てくるのではないかと危惧しています。ですので、先生方自身が巻き込まれないようにするためにも、リスク管理として知っておく必要があります。

過去の判例

　　判決文中、「産業医」という言葉を用いている判決は2010年の時点では209件でしたが、2019年7月時点では492件と年々増加しています[1]。

　　通常は産業医自身ではなく事業者が訴えられることがほとんどであり、産業医自身が訴えられた例は多くはありません。実際に産業医が訴訟対象となった例として以下の2件をあげておきます。

■ **財団法人大阪市K協会事件（大阪地判 平23・10・25）**[2]

　　自律神経失調症で休職中の従業員に対する産業医の言動が注意義務に違反するとして、その不法行為責任が認められた事例です。

> **例** 内科専門のベテラン産業医が、急遽、自律神経失調症の診断名で休職していた従業員に対して、初めて面談したにも関わらず「それは病気やない、それは甘えなんや」「薬を飲まずに頑張れ」などと発言をした結果、本人の体調が悪化し、復職が4カ月延長され、職場復帰が遅れてしまった。そのため慰謝料などの支払いを求め従業員が産業医を相手として訴訟となった。裁判所は「自律神経失調症の患者に面談する産業医としては、安易な激励や、圧迫的な言動、患者を突き放して自助努力を促すような言動により、患者の病状が悪化する危険性が高いことを知り、そのような言動を避けることが合理的に期待されるものと認められる」と述べて、被告は産業医に求められる注意義務を怠ったと判断した。最終的には、産業医に職場復帰の時期が遅れたことの損害に対して30万円、精神的苦痛に対する慰謝料として30万円、合わせて60万円の支払いを命じられた。

　この事例のような発言を実際にすることは考えにくいかもしれませんが、**産業医にはメンタルヘルス不調者の対応についてひと通り知識を有することが合理的に期待される**ことが教訓となりました。

■川崎市の運送会社での復職をめぐる事件

　平成28年7月には、川崎市の運送会社で働いていた男性が退職の無効や産業医に対する損害賠償などを求めて、横浜地裁川崎市部に提訴するなどの事件も起こっています。

> **例** 精神疾患で休職し主治医による復職可能の診断書を提出し、復職を希望していたが、産業医は3回にわたって、復職を認めない判断をくだし、従業員は社内規定により休職満了で退職となった。産業医は就業レベルかどうかを判断する役割を担っているため、主治医と意見が異なることは珍しいことではない。しかし、この事例では、産業医が主治医との意見交換をしていないことや、

産業医の職務として義務でもある<u>職場巡視を一度もしていなかったこと</u>（職場巡視をしていなければ、実際の復帰場所を想定するのが難しくなる可能性もあるため）、面談時に「（他の大手企業なら）とっくにクビよ」などの暴言もあったといい、復職を認めなかった判断は主観的で医学的な根拠がなく、結論ありきだったと主張し、産業医に対して300万円の損害賠償を求めている。

こちらに関してはまだ判決は出ていませんが、この判例から学べる教訓として、**職場復帰の判定は慎重に行うべきであり、産業医としては客観的な根拠を残すためにも、必要に応じて主治医との情報交換をしておくこと**（例：職場が求める就労レベルの基準を明らかにして、なぜ復職できないのかを共有しておくこと）や**職場復帰を想定した職場や業務内容を詳しく知る努力をすること、面談時の発言には十分に注意すること**、などが挙げられるでしょう。

保険について

これらの判例から学び、慎重に対応していても労働者がどのように受け取っているか正直わかりません。陰で面談内容をスマートフォンなどで録音している場合もあり、あとで証拠として出されてドキッとしてしまうケースが増えているのも事実です。そのため前例から学び、可能なリスク回避を行うことはもちろんですが、訴訟リスクの対応として保険に入るのも1つでしょう。通常の医師賠償責任保険では精神的苦痛に対する損害賠償請求は補償の対象外となっていて、産業医業務をカバーしていないものがほとんどです。最近では日本医師会や各学会で通常の保険料に年間5,000円程度追加することで、産業医業務までカバーしてくれる保険を提供しています。産業医活動を積極的に行っていきたいと考えていらっしゃる先生方は一度ご自身が入られている保険を確認してみてはいかがでしょうか。

産業医の独立性を保つために

　一方で訴訟のリスクばかり考えていると、労働者にとって優位になる判断になってしまい産業医の独立性を保てず、企業からは"十分に任務を果たしていない"と判断されてしまう可能性があります。これらを回避するためにも、まずは前例からどんなことで訴訟になりうるのかを知ることが大切です。いくつか参考文献も出ていますので、目を通しておくとよいでしょう。また産業保健法学会[3] などに入会し（p197参照）、体系的に整理して理解することも有用だと考えられます。

文　献

1）第8回メンタルヘルス法務主任者・産業保健法務主任者資格講座資料．原俊之「産業医に関する裁判例」
2）自律神経失調症で休職中の患者に対する産業医の言動が注意義務に違反するとして、その不法行為責任が認められた事例（大阪地判平23・10・25）．判例時報 2138：81，2012
3）日本産業保健法学会
　https://jaohl.jp/
● 『産業医が法廷に立つ日』（三柴丈典 著），労働調査会，2011
　➡裁判事例を学ぶのにオススメの書籍
● 『産業医から見た近年の産業保健に関わる裁判例』（林 剛司），第33回神奈川産業保健交流会（05.09.17）
　https://www.kanagawas.johas.go.jp/files/libs/100/201711211741497471.pdf
● 『新版　判例から学ぶ従業員の健康管理と訴訟対策ハンドブック』（サンユー会研修実務委員会法令研究グループ 編著），法研，2009
● 『第2版 最新判例から学ぶメンタルヘルス問題とその対応策Q&A』（加茂善仁 著），労働開発研究会，2015

6 休職・復職管理

　本項では労働者が長期の休業に入った場合の復職の支援方法や、職場に復帰した後のフォロー方法、くり返す休復職への対応について解説します。

　休職・復職管理が必要とされるようになった背景には、長期病休の原因の第1位が男女ともに精神および行動の異常であること、また精神障害を理由とする労災請求件数も増加の一途で訴訟案件も増えていることなどがあります。またメンタルヘルス関連の疾患だけではなく、身体的な疾患（がんや慢性疾患など）でも長期病休を必要とする場合もあるため、社内の休職・復職管理をしくみとして整えておく必要があります。対応次第ではトラブルに発展するため、産業医の専門的な意見やスキルが求められていることは間違いありません。産業医自らが訴えられるケースもでてきており、自分自身のリスク管理としても必ず身につけてほしい項目の1つと考えられます（Column、p146参照）。

　休職・復職対応はスキルを要し難しい場合もありますが、産業医のステークホルダーが労働者本人だけでなく経営者や他の社員でもあることも考えると、労働者本人にとっても会社にとってもWin–Winになるような判断をしていく必要があります。訴訟を恐れずに、客観的・中立的・専門的に対応していくにはどのようにしたらよいのか、その基礎を学んでいきましょう。

休職・復職の全体像と５つのステップ

Scene

羊田医師が産業医契約を結び、1年が経過しようとしていた。

（Dr. 羊田）この会社に来るようになって1年。それにしてもメンタルヘルス不調による休復職って、こんなにも多いんだぁ。何となく休業者の面談をして、顔色とか治療状況をみながら意見書を作成したりしているけど、系統立てて理解していないから不安だなぁ。講習のときに習ったはずなのだけど…。それに月1回しか来れないから人事ともっとうまく連携できたらなぁ。

人 事 羊田先生、最近休職者がまた増えて…いくらやってもモグラたたき状態です。何か対応する方法はないのでしょうか？

Dr. 羊田 そうですね…。私もそう感じていました。もしよければ、まず休職・復職について基本的な流れを知って整理してみることからはじめてみませんか？

企業から休業者が相次いで対応に困っている、ケースバイケースではなく一定の基準をつくりたいなどと相談を受けた場合やニーズを感じた場合は、社内の職場復帰支援のしくみを進めるチャンスといえるでしょう。何から手をつけたらいいの？という場合には、まずは『心の健康問題により休業した労働者の職場復帰支援の手引き』[1]を参考にして、全体の流れをつかむことからはじめましょう。手引きを読むだけではイメージがつきにくい部分もあると思いますが、実際に職場復帰の支援を行うときはこの流れや考え方をしっかりと理解し、企業に適切な助言を行うことが望ましいです。

『職場復帰の手引き』には図1、2のように第1〜第5ステップまでの流れが示されています。

1) 第1ステップ：病気休業開始および休業中のケア

労働者から病気休業の診断書が提出され休業に入り、状態が回復して職場復帰の意思表示を示すまでの段階になります。

産業医の役割は、本人と休業前に面接ができる場合は、状況確認を行い

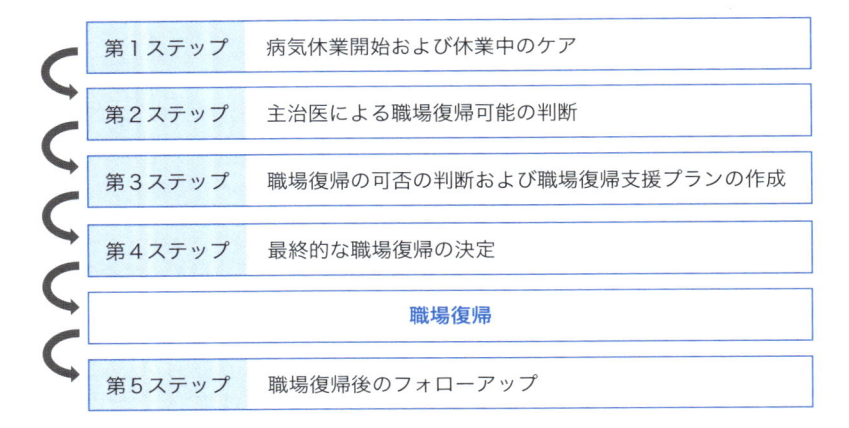

図1　職場復帰手引による職場復帰支援の流れ（文献1より引用）

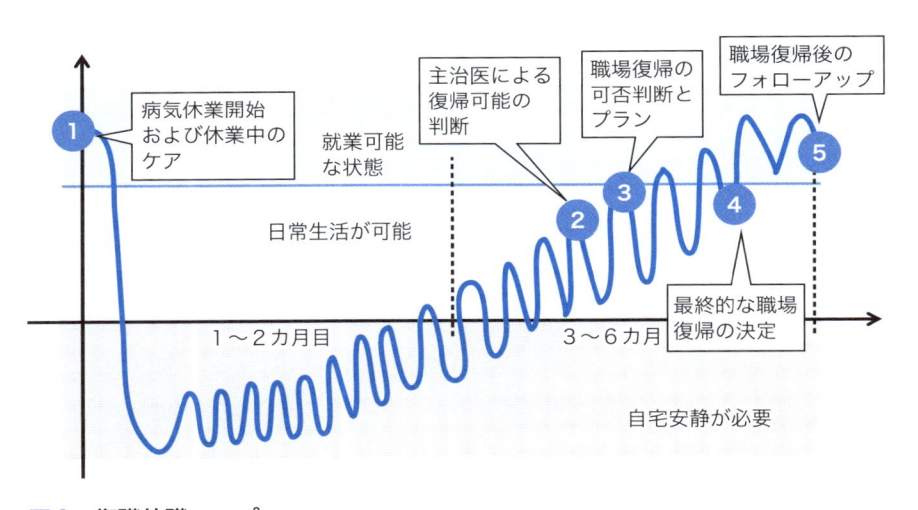

図2　復職休職マップ

しっかりと休養するように助言を行うことです。面接ができないまま休業に入る場合は、人事担当者や上司と情報共有を行い、診断書に書かれた病名や休業前の状況から今後の復帰を見通し、**休業中にはなるべく連絡をとらず休養に集中してもらうこと、連絡窓口は1つにして会社との連絡は必要最低限にする**ことなどを助言します。

休業中の産業医によるフォローの頻度については、毎月電話や会社で面談としている場合や、本人の復帰の意思と主治医の許可が出てはじめて産業医面接を行う場合など、企業や産業医のスタンスによって異なります。出務時間や他の業務との兼ね合い、労働者の状態などからフォロー頻度を判断していきます。もし休業中もフォローする場合は、体調の確認とともに回復の傾向がみられたら外出や生活リズムを整えるように助言を行うのも1つでしょう。

　事業者は労働者が病気休業期間中に安心して休養できるように、休みの期間や賃金補償などについて伝えておくことが大切であり、実施していない場合は行うように事業者に助言します。

2) 第2ステップ：主治医による職場復帰可能の判断

　本人が復帰の意思を示し、主治医からも職場復帰可能の判断がされる段階です。

　産業医の役割は、主治医に対して職場での本人の状態や業務として必要とされる能力の内容や勤務制度等に関する情報提供を行い、主治医の判断をより正確なものにしていくことです。というのも、**職場の様子や業務内容がわからないまま主治医が判断した場合、日常生活では問題ないレベルまで回復していても、職場で求められる業務遂行能力まで回復していない可能性もあるからです**。その結果、回復が不十分なまま復帰に至り、再休業となるケースも少なくはありません。

　事業者側には本人への連絡や主治医に意見を求める様式（情報提供依頼書、図3）などを用意しておくように指示し、社内でのフローをつくっていきます。

主治医から産業医への情報提供の重要性 [2]

　主治医から産業医への情報提供が重要となる場面としては、
　①メンタルヘルス不調者に対する適切な職場対応
　②がん患者が治療を受けつつ就労を継続する場合
　③突然意識を失うなど、運転業務を含めて安全確保において、
　　疾病情報が欠かせない病気や状態　　　　　などが考えられます。

年　　月　　日

職場復帰支援に関する情報提供依頼書

病院
クリニック　　　　先生　御机下

〒
〇〇株式会社　　　〇〇事業場
産業医　　　　　　　　　印
電話　〇-〇-〇

　下記1の弊社従業員の職場復帰支援に際し、下記2の情報提供依頼事項について任意書式の文書により情報提供及びご意見をいただければと存じます。
　なお、いただいた情報は、本人の職場復帰を支援する目的のみに使用され、プライバシーには十分配慮しながら産業医が責任を持って管理いたします。
　今後とも弊社の健康管理活動へのご協力をよろしくお願い申し上げます。

記

1　従業員
氏　　名　〇　〇　〇　〇　　（男・女）
生年月日　　　　年　　月　　日

2　情報提供依頼事項
（1）発症から初診までの経過
（2）治療経過
（3）現在の状態（業務に影響を与える症状及び薬の副作用の可能性なども含めて）
（4）就業上の配慮に関するご意見（疾患の再燃・再発防止のために必要な注意事項など）
（5）
（6）
（7）

（本人記入）
私は本情報提供依頼書に関する説明を受け、情報提供文書の作成並びに産業医への提出について同意します。
　　　　　年　　月　　日　　氏名　　　　　　　　　　　印

> 産業医が得た医療情報を両立支援のために使用するという目的を明示

> 本人の同意を得ていることを署名欄で明示

図3　職場復帰支援に関する情報提供依頼書

その他の連携の工夫として、文書では伝えきれない複雑な状況である場合は電話や面会も並行して行う、可能な限り情報提供の御礼に加えてその後の両立状況について報告する、など[3]
（文献1より引用）

　診断書に書かれた病名に対して、人事担当者が偏見を抱いたり、労務管理をするときに過剰に対応してしまい、復帰後の経過がうまくかないケースも存在しています。守秘義務を有する医療専門職である産業医が主治医と連携を取ることによって、より正確な医療情報を得たうえで、職場での対応を検討する助言ができるため、主治医と連携が重要であると考えられています。

3）第3ステップ：職場復帰の可否の判断および職場復帰支援プランの作成

　労働者の状態や主治医からの職場復帰に関する情報をもとに職場復帰の可否の判断を行う段階です。

　産業医の役割は「労働者が復帰する職場や仕事に就業可能な状態まで本当に回復しているか」などを判断し事業者に意見を述べることです。例えば日常生活が送れる程度の回復具合（就寝時間や起床時間が安定しておらず、連日の外出ができていない状態）ならば復帰は困難と判断できます。その場合は生活リズムをつくる方法を指導し、生活行動記録表（図4）を記載してもらい、2週間ほど経過をみたうえで再度面談をするなどの対応を行います。嘱託産業医の場合は月に1回の出務の日に合わせていると復帰のタイミングが遅くなってしまう場合もあるため、その場合は生活行動記録表を人事に提出してもらい、電話やテレビ電話などを用いて職場復帰面談を実施する方法も考えられます。

　表1、2も参考に面談を行います。

日付		睡眠時間	運動	外出	起床時体調（良:1→悪:10）
7月11日	火	7.5h	家事／ウォーキン	通院・図書館・買い物	3
7月12日	水	7.5h	ウォーキング	天野さんに会う／図書館	2
7月13日	木	8h	家事	買い物・図書館	2
7月14日	金	6.5h	ジム	図書館	3
7月15日	土	8h	家事	おでかけ	4
7月16日	日	7.5h	家事	ジム	3
7月17日	月	7h	ウォー	図書館	2
7月18日	火	7h	家事	通院・図書館	3
7月19日	水	5.5h		おでかけ	3
7月20日	木	7.5h	ウォー	図書館	5
7月21日	金	6.5h	ジム	図書館・おでかけ	4
7月22日	土	6.5h		おでかけ	2
7月23日	日	7.5h	ジム	おでかけ	2
7月24日	月	6.5h		図書館	3
8月2日	水	7.5h	ジム	図書館／通院	1
8月3日	木	7.5h	ウォーキング	図書館／友人と食事	2
8月4日	金	7.5h	ウォーキン	図書館／友人と食事	3
8月5日	土	8h	家事		2
8月6日	日	8h	家事	ジム	2
8月7日	月	7.5h		図書館／友人と食事	3
8月8日	火	7h		図書館／友人と食事	2
8月9日	水	7.5h	ウォー	図書館／友人と食事	1

（表頭：布団に入ってから寝付くまでの時間　0〜10／睡眠時間／運動／外出　0〜23時）

図4　生活行動記録表

ポイントは以下となる。①睡眠リズムは安定しているか（睡眠）、②午前中に連続して外出できるか（外出）、③復帰できる体力が回復しているか（運動）。他に起床時体調の点数も重要

表1　職場復帰可否の判断基準（例）
● 労働者が十分な意欲を示している
● 通勤時間帯に1人で安全に通勤ができる
● 決まった勤務日、時間に就労が継続して可能である
● 業務に必要な作業ができる
● 作業による疲労が翌日までに十分回復する
● 適切な睡眠覚醒リズムが整っている、昼間に眠気がない
● 業務遂行に必要な注意力・集中力が回復している　　　など

（文献1より引用）

表2　職場からの情報収集
● 会社の就業規則の確認（休職・復職支援規程の有無）
● 上司や人事の復職に関する考え方
● 本人の休業前の職場での状態や業務内容について
● 現在の職場の状況について
● 今後の業務の見通し（繁忙期の時期）
● 復帰後の就業上の配慮がどこまでできるか
● 異動の可能性の有無　　など

4）第4ステップ：最終的な職場復帰の決定

　　　生活行動記録表（図4）を確認しながら、生活リズムが安定し、本当に復帰ができるかを最終決定する段階です。あくまでも最終的な職場復帰の決定は事業者であり、産業医が決定するわけではありません。**本人の復帰の意思 ⇒ 主治医の許可 ⇒ 産業医の許可 ⇒ 事業者の最終判断** という流れをつくっておきましょう。最終的には会社の判断になるため、一方的に復帰が決められたり、復職不可の判断がされる場合も考えられます。産業医の役割は両者の意見を聞いたうえで、専門的な意見を述べることによって、Bestな解決策、よりBetterな答えを導くことにあります。どのような提案ができるかが産業医の腕の見せどころであり、経験が活きてくるところだと思います。

　　　職場復帰が決定した場合は、復帰する職場の状況などを十分に把握し、上司や人事と情報を共有したうえで、就業上の措置等に関する産業医意見書（図5）の作成を行います。

5）第5ステップ：職場復帰後のフォローアップ

　　　職場復帰後した後のケアを行う段階です。

　　　産業医としての役割は、定期的な面談を実施し、疾患の再燃・再発、新しい問題の発生等の有無の確認、勤務状況および業務遂行能力の評価、

2019年10月25日

人事労務責任者　殿

職場復帰に関する意見書

○○事業場
産業医　羊田太郎　㊞

事業場	○○	所属	△△	従業員番号	氏　名	男女	年齢45歳
				015	小川町子		

目　的	職場復帰後の就業上の配慮を検討するため（新規・変更・解除）		
	復職の可否	可	条件付き可	不可

復職に関する意見	意見 日常の生活リズムは安定しており、休業前に認めていた不眠や意欲の低下、頭痛などの症状も改善している。また十分な復帰への意欲も認めており、11月1日より職場復帰が可能と判断する。徐々に仕事の負荷量をあげていくのが望ましいため、復帰時には下記の就業上の配慮が必要と考えられる。

就業上の配慮の内容（復職可又は条件付き可の場合）	・ 時間外勤務（禁止・制限　　H）　　・ 交替勤務（禁止・制限） ・ 休日勤務（禁止・制限）　　　　　・ 就業時間短縮（遅刻・早退　　H） ・ 出張（禁止・制限）　　　　　　　・ 作業転換 ・ 配置転換・異動 ・ その他： ・ 今後の見通し

面談実施日	2019年10月25日	
上記の措置期間	2019年11月1日　〜	2019年11月30日

図5　職場復帰に関する意見書（書式は文献1より引用）

職場復帰支援プランの実施状況の確認、治療状況の確認を行うことです。本人の状態に応じて、半日勤務を通常勤務にする、時間外制限を解除するなど職場復帰支援プランの評価と見直しを行います。復帰が順調でない場合は、再休業の判断や主治医からの情報収集を行う場合もあります。人事担当者や上司には、勤怠状況や仕事の業務遂行能力を確認し、産業医と情報共有できるように指示しておきます。月に1度の産業医面接だけでは情報は不十分であり確認できないことも多々あるため、普段の状況や勤怠や時間外労働時間などの客観的な指標を確認できるように役割り分担とフローをつくっておきましょう。

B 休職中と復職直前で失敗しない方法

　職場復帰にあたり、本人の状態をより正確に把握し、復帰後の再休業（再休職）を避けることがポイントです。その際の考え方の1つとして、**"3つの安定性"** を確認し、どの段階まで回復してきているのかを見極める必要があります。**"疾病の安定性""日常の安定性""業務の安定性"** です（図6）。3つの安定性が保たれてはじめて復帰が可能と判断できます。疾病の安定性のみならば、自宅安静が必要です。疾病の安定性に加えて、日常（睡眠や食事など生活リズム）の安定性が保たれているならば日常生活が可能な段階、さらに復帰を仮定した生活が送れる（毎日通勤時間に起床し、身支度をして午前中に外出ができる、集中して読書やPC作業ができる）ようになると業務の安定性が確認でき就業可能な状態と判断できます。それぞれの安定性を確認し、復帰に向けてのプロセスを確立していきます。

　休職復職の問題は個別性が高いので、ケースバイケースにはなりますが、"特別扱い" と周囲が判断し、不公平感が生まれるのを避けるためにも、最低限のルールを決めておくことをお勧めします。

例 最低限のルールとは…原則就業規則に記載された範囲での配慮にすることです。例えば、時短勤務がないのに時短にする、リモートワークの適応ではないのに、体調不良を理由に許可する、本当は欠勤扱いになるのに大目にみるなどはNG

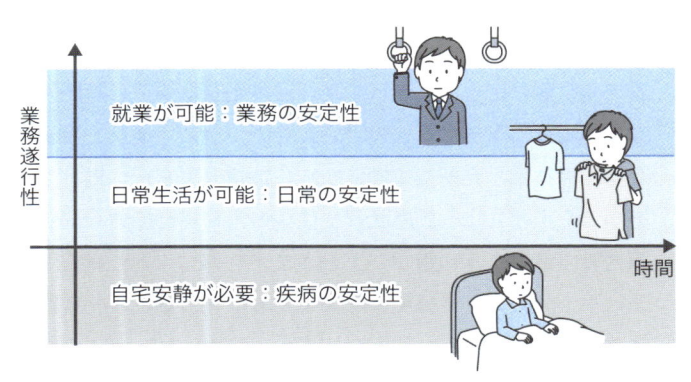

図6　3つの安定性が保たれているか

また嘱託産業医の場合は月に1回しか出務日がない場合も多く、産業医が不在でもある程度回るしくみをつくっておく必要があります。例として、iCARE社で行っているしくみをあげておきます（図7）。

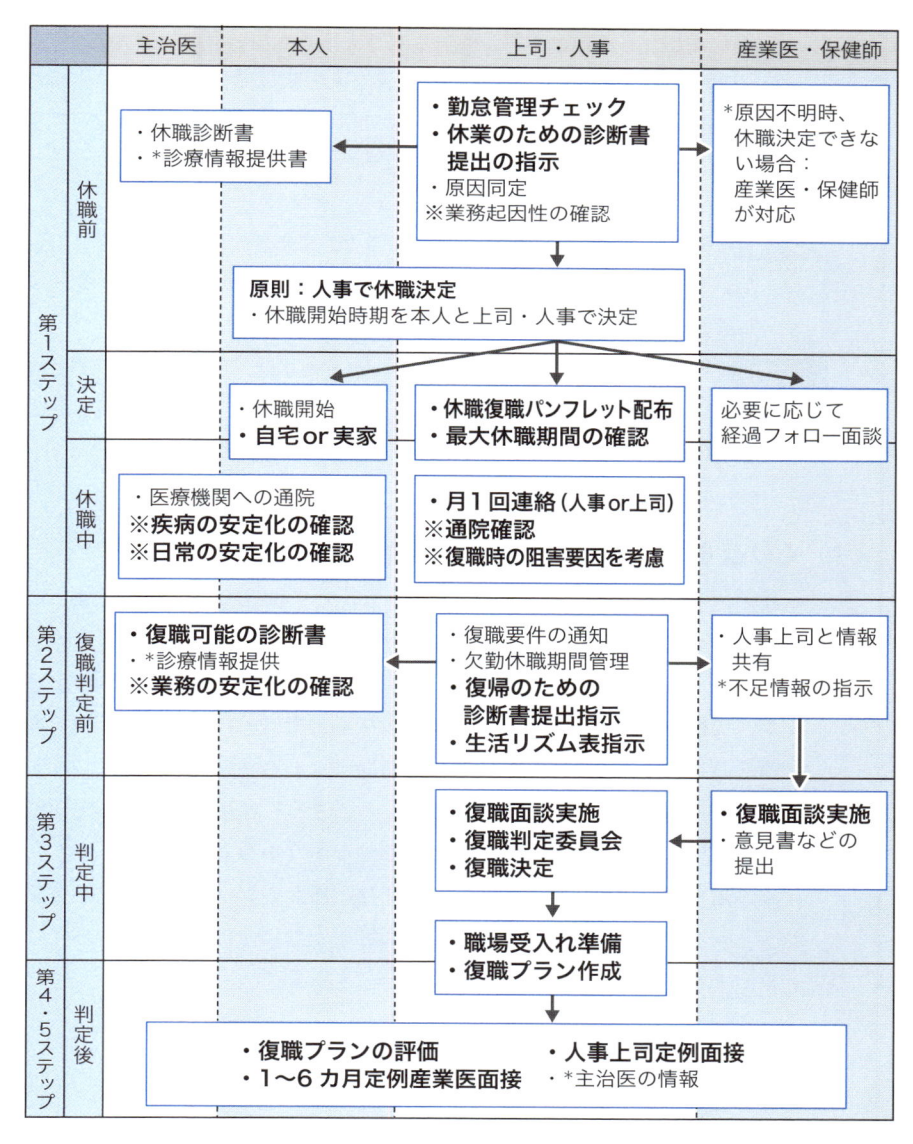

図7　休職・復職に関する流れ（例）

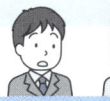

Scene

（Dr.羊田）しくみとルールを少しずつ人事担当者と共有できたことで、ケースバイケースではなく、流れはできてきたぞ！ やることが明確になったからか人事からいきなりメールや電話で相談されることも少なくなってきたなぁ。しくみをつくることで自分の仕事も楽になるのかもしれない。

人 事 先生、2カ月前に復職した平川ですが、また休みに入ってしまいました。くり返してしまうのを食い止める方法ってないのですかね。会社としても正直残念です。評価も…。

Dr.羊田 くり返してしまったのですね…。ひとまずは、同じステップで支援していきましょう。（この場合はどうしたらいいのだろう？ 再発するのがこの病気だし。どう伝えたら、本人のためにもなるのだろう…）

1）くり返す休職復職：産業医の醍醐味はここにあり

　産業医として休職復職を対応していると、必ず経験するのが、"休職・復職をくり返す労働者"の対応です。くり返すことは、とても大きなダメージを与えます。本人の自信喪失、その後の社会生活への影響はもちろんですが、周囲への影響も大きいです。回復するまでは…と配慮し、その分の仕事を請け負っていた上司や同僚の「結局…」という諦めや不満につながり、人事担当者の負担や疲労が大きくなる、さらには休職復職対応を面倒と捉え対応しなくなるといったことへもつながりかねません。

　くり返す休職復職の場合のアプローチは、新しいゴール設定とソフトランディングが重要になります。過去の実態を十分に分析することからはじめましょう。

【医学的な観点から】

- 休職期間は十分であったのか？
- 職場復帰期間や訓練は十分であったか？

- ●面談中の本人の様子は無理をしていなかったか？
- ●寛解困難な疾患の場合は業務量や内容とマッチしていたか？

【労働者本人の問題として】

- ●自己保健義務を十分に認識し、仕事に適応できるように努力できていたか？

【事業所側の問題として】

- ●回復に不適切な職場ではなかったか？
- ●業務量などの配慮は十分であったか？
- ●上司や同僚の受け入れ体勢はできていたか？

　これらを十分に分析したうえで、本人、上司や人事と面談を行い、以前より無理をさせないスケジュールで（裏の意味では復帰の基準を厳しく）計画を立てていきます。産業医の面談は、就業の可否を行うのは必須ですが、それに加えて労働者や事業者側に面談を通じて教育を行う側面があります。限られた面談時間で、どれだけ伝えられるかというのも産業医のスキルです。

例 面談を通じた教育

　まだまだメンタルヘルス不調に対しては偏見が強いのが現状です。

［労働者］・自分が復帰したいと思ってもすぐに復帰できるわけではないということ、会社のルールを知ってもらい、その状況まで自身で回復をはかってもらう

・今回の体調が悪くなった原因は何か？ 病識がどこまであるか？ などを面接で確認する

［事業者］メンタルヘルス不調は体調に波があるため、復帰後のフォローが重要であること。そのためには日頃から上司が様子を伺ったり、適宜声をかけたりなどラインケアがキーポイントであることなど伝える

労働者に対しても事業者に対してもですが、そのときに使うフレーズとしては、一方的に「〇〇というのは～」と説明するのではなく、「〇〇について、どのように考えていらっしゃいますか？」「〇〇ってご存知ですか？」

などというように、本人が一度考える時間を設けることも効果的な面接につながります。医師という立場で説明しなければと思いがちですが、相手に話してもらい考えてもらうことで、より納得感が得られ理解してもらえることもあります。

2) リハビリ勤務：メリット・デメリットを知る

復職時の支援の1つとして"試し出勤"を利用することを厚生労働省は『心の健康問題により休業した労働者の職場復帰支援の手引き』[1]のなかで推奨しています。試し出勤は職場復帰前に、職場復帰の判断等を目的として、本来の職場等に試験的に一定期間継続して出勤することです。その他模擬出勤、通勤訓練などがあります。模擬出勤は勤務時間と同様の時間帯にデイケアや図書館などで時間をすごしてもらう自主的な取り組み、通勤訓練は、自宅から勤務職場の近くまで通常の通勤経路で移動し、職場付近で一定時間過ごした後に帰宅するなどです。職場復帰の可能性を検討する目安の1つになることや、何より本人がリハビリ勤務を達成することで復職へ自信をつけられるなどのメリットがあります。

大企業を中心にとり入れられているこの制度ですが、デメリットもあります。まず、試し出勤の間は休職前なのか後なのか規則上でのリハビリ勤務者の位置づけ（給与、労災、補償など）が重要になります。曖昧にしておくことでよかれと思いはじめても、後々トラブルがあった際に悪用されてしまうリスクがあります。また事前に決めておくこととしては、リハビリ勤務中にコンディション不良あった場合の対応です。中止は誰が決定し、その場合はどうなるのか？という点まで事前に決めておき、できるなら実施前には本人の同意もとっておくとよいでしょう。

例 リハビリ勤務中に○日連続して休んだ場合は中止、与えられた業務の○割を達成できることを復帰の基準とする、など

失敗した際の従業員の気持ちのうえでのダメージや人事部や上長・同僚の業務的負担もあることを考えなければなりません。大企業でも定着させるのが難しい制度ですので、中小企業にとってはさらに難易度が高い制度です。しかし企業文化によってはどんな小さな会社であっても、「社員のためなら実施したい」と希望される場合があります。そのときは、メリット・

デメリットを考えたうえで、その企業にあった形で実施できるように産業医として助言を行い、一緒につくっていくとよいでしょう。

■ **リワーク制度について**

リワークは1997年に秋山らが医療機関において作業療法の枠組みではじめた復職支援プログラムです（図8）。特徴は、本人の職場復帰の準備を高めること、再発予防に注力したプログラムであること、職場復帰の可能性や現状での回復レベルを客観的に判断できることです。休業中に1人で復帰訓練を行うのは孤独を感じ、集中力が続かない場合も多いですが、リワーク制度を利用することで集団生活のなかで復帰訓練ができます。セルフケアや再発予防についての教育などを提供している施設もあり、再休職率防止に適したプログラムと考えられています。

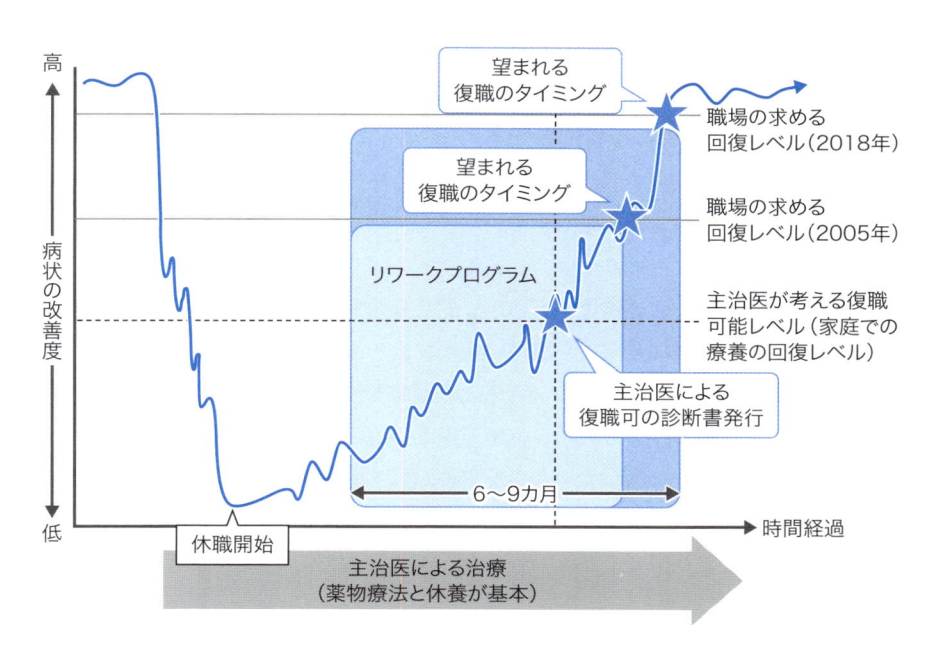

図8 休職中の病状の回復と復職準備性

職場の求める回復レベルが高くなっている（2005→2018）可能性があり、復職時期の見極めは容易ではない（文献4より引用）

3）復職判断の相違：人事・上司・主治医の３点をおさえる

　最後に復職判断の重要なポイントは、人事・産業医・主治医が異なった視点からしっかりと見極めることができるようにしくみをつくっておくことです。まずは、何度もお伝えしていることの１つですが、主治医と産業医の休職復職の判断基準が違うことです。主治医はあくまでも日常生活ができるかどうかを重要視します。一方産業医は社会生活ができるかどうか、業務遂行性を重要視します。よって、**"主治医の復職判断"と"企業の復職許可"には乖離がある可能性があることを知っておく必要があります。この差を埋めるのは、企業でも医療機関でもなく労働者です。だからこそ、産業医や事業者側は復帰の目安を明確に設定し労働者に伝えていく必要があります。この乖離が大きくなればなるほど再休業になるリスクは高くなりますので、要注意です。**

　また長期休業に入った場合は、働いていたときには当たり前にできていたことが当たり前にできなくなっていることが多いため、まずは「復職なんて簡単だ」と思っている休業者に「本当に大丈夫か？」という意識をもたせ、準備をさせることが重要です（表1も参照）。

■ 休職復職に関する判例を知る

　また休職復職に関連する判例を勉強する機会をつくることをおすすめします。いろいろな文献も出ていますし、産業保健法学会の研修会（p197）などに参加するのも１つでしょう。

　次のページに判例をいくつかご紹介します。身体疾患の事例が中心になりますが、職種非限定か職種限定かによっても対応が異なるため、しっかりと契約書を見直しながら就業上の配慮を検討していくことも大切です。

　事業者にとっても「どこまで労働者の就業を配慮する姿勢」を見せ、理性的な手続きを踏んでいるかが求められる時代になりました。産業医としては重要な判例は押さえておき、必要に応じて事業者に助言できるようになりましょう。

判　例

職種非限定の労働者の場合

労働能力の回復は不完全であるが近い将来に回復が見込まれる場合には、使用者は業務の軽減措置等を講じるなどして、労働者が段階的に労働能力を回復できる環境を提供すべきである（労働能力の回復が不完全であることをもって復職を認めないとはできない）。労働者の完治が見込めない状況であっても、労働者が労務を提供できるような職を事業場内にて探し工夫しなければならない（ただし、企業規模が相当に大きく、業務の配置換え等が可能である事業者の場合においてのみ可能）、と解釈できます。

〈片山組事件　最一小判　平成10年4月9日〉

〈東海旅客鉄道（退職）事件　大阪地判　平成11年10月4日〉

〈北産機構事件　札幌地判　平成11年9月21日〉　　　　など

職種限定の労働者の場合

職種限定であっても原則的には、当該職種に求められる健康状態、職業能力（職能）が回復しなければ、たとえ復職の申し出がなされても、債務の本旨に従った履行の提供があるとは認められず、従って、復帰を認める必要はない。ただし、労働時間や職務内容につき、一定の軽減がなされたリハビリ勤務を経れば、2～3カ月程度で当該職種に復帰できるような場合には、信義則上、かような経過勤務への復帰させる義務が使用者に課せられる、とあります。

〈カントラ事件　大阪高判　平成14年6月19日〉

まとめ

- 休職から復職までの全体の流れを5つのステップでつかみ、各ステップごとに、産業医として専門的な意見を述べ、フォローしていく
- "主治医の復職判断"と"企業の復職許可"には乖離がある可能性がある。産業医や事業者側は復帰の目安を明確に設定し労働者に伝えていく必要がある
- くり返す休職復職の場合、新しいゴール設定とソフトランディングが重要。過去の実態を分析することからはじめよう
- 重要な判例は押さえておき、専門的なアドバイスができるようにしておく

文 献

1）『心の健康問題により休業した労働者の職場復帰支援の手引き』（厚生労働省）
http://kokoro.mhlw.go.jp/brochure/supporter/files/H25_Return.pdf
2）『主治医から産業医への情報提供の必要性について』（日本産業衛生学会 産業医部会幹事会）2015年1月31日
https://www.sanei.or.jp/images/contents/315/Bu.Occup.Phys.statement20150131.pdf
3）『産業医・産業保健スタッフのための 主治医・医療機関との連携ガイド』［厚生労働省 労災疾病臨床研究事業費補助金（平成26–28年度）「主治医と産業医の連携に関する有効な手法の提案に関する研究」研究代表者 横山 和仁］
http://plaza.umin.ac.jp/~j-eisei/renkei/guide%20A.pdf
4）五十嵐良雄：リワークプログラムの現状と課題．日本労働研究誌 695：62-70，2018
- こころの耳「メンタルヘルス対策（心の健康確保対策）に関する施策の概要」（厚生労働省）http://kokoro.mhlw.go.jp/guideline/guideline-mental-health/
- 『労働者の心の健康の保持増進のための指針』（厚生労働省）
https://www.mhlw.go.jp/file/06-Seisakujouhou-11300000-Roudoukijunkyokuanzenei-seibu/0000153859.pdf
- 『精神障害に関する事案の労災補償状況』（厚生労働省）
https://www.mhlw.go.jp/content/11402000/000521999.pdf
- 『産業医の職務Q&A 第10版増補改訂版』（産業医の職務Q&A編集委員会 編），産業医学振興財団，2015
- 『メンタルヘルス どう進める？職場復帰支援の実務』（廣尚典 著），産業医学振興財団，2011

Column
私傷病による休職期間満了に伴う自然退職

　はじめて産業医の仕事をする際に、休職関係で悩むことが多いと思います。休職期間満了になると自然退職になることを知らず、いつまでも休めると勘違いされている先生もいらっしゃいます。私傷病による休職（傷病休職）に関してまとめましたので、必ず頭にいれておきましょう。

傷病休職とは

　傷病休職は法律上の制度ではなく、あくまでも**企業の福利厚生の一貫での制度**となります。傷病休職制度は、労働者が労働を一定期間免除することで、その体調不良からの回復を待ち、**労働者の解雇を猶予するもの**です。特に体調不良になった原因が、企業側にあった場合、労働契約が履行されなかったことを理由に解雇にしてはいけない（労基19条）[1]ことから、回復を待つ猶予（バッファー）として存在するものです。

　休職命令と解雇命令を出すのは、「使用者＝企業」であり、産業医ではありません。産業医はあくまでも働けるかどうかの就業可否を専門的意見として伝えます。休職期間は、**就業規則に記載**されており、一般的に勤続年数や傷病の種類に応じて期間の上限を定めています。もちろんこの期間に回復すれば、企業は休職する理由がないため復職をさせないといけません。しかし、休職する理由が消滅しない場合は、**期間満了に伴い解雇自由もしくは労働契約の自動終了となる**のが一般的です。

　くり返しになりますが、労働者が体調を崩した場合は、労働者自身だけの原因か判断がつかないことも多かったり、働く環境が悪い可能性もあるため、労働契約の不履行をもって解雇にすることは妥当ではなく、体調回復を待つことが妥当とされています。この期間は企業ごとに異なりますので、産業医の仕事をする際には、**就業規則の休職期間の項目**を必ず確認しましょう。

[1]　正確には労働者の傷病が業務上のものであれば、労働者はその療養のため休業する期間およびその後の30日間、使用者から解雇されない

解雇事案における産業医のかかわり方

使用者と労働者の間（労使間）で1番もめる問題が解雇に関することです。しかし、体調不良に伴い退職されることも多いことから、多くの場合で産業医が何らかの形でかかわっています。いくつかの注意点があります。

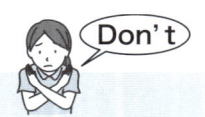
Don't

1）会社が悪いことを労働者に伝えない、または労働者の主張に同意しない

- 労働者側や人事担当者だけの情報だけでは「誰が」悪いのかは判断できません
- 産業医の立場は独立であり、労働者の就業可否に関して事業者に意見することが役割です

2）休職期間を延長にできると伝えない

- 休職期間を延長するかどうかは企業側が決めることです
- 休職復職がくり返されることは労働者自身のデメリットになることもあります

3）自然退職（解雇）が妥当であることを労働者に伝えない

- 体調不良の原因や責任が不明瞭であり確かなことはわかりません
- 産業医の役割は体調の評価と就業可否であり、解雇決定ではありません

文 献

- 水島郁子：傷病休職をめぐる法的課題．日本労働研究雑誌 695：19–29, 2018
  ➡ 私傷病による休職の法的な位置づけ、法的な課題、合理的配慮の提供についてわかりやすくまとまっている
- 「職場復帰支援プログラム」構築のためのガイドライン．「Ⅰ．私傷病による休職制度構築のための基本的な考え方」（神奈川県産業保健総合支援センター）https://www.kanagawas.johas.go.jp/publics/index/52/
  ➡ 職場復帰に関する概要と詳細、関連する判例も参考にしながら理解を深めることができる

トピックス編

1 感染症管理

Ⓐ 職場における感染症管理

1）感染症管理の鉄則

　新型インフルエンザだけでなく風疹による感染拡大や外国人労働者、海外出向者が増大しているなかで、**職場での感染症管理はまさに準備が8割の領域**です。臨床で考える感染症と産業医が考えなければならない感染症は、全く概念が異なりますので注意しましょう。

　産業医が考える感染症は、**"就業可否と職場での感染拡大防止"**です。臨床中心の先生方は、職場での感染拡大防止のみを考えてしまうために、低リスクにもかかわらず出社禁止にしてしまうことで会社側が困る場面もあります。**働くことを最優先に考えながら、感染防止も考えるのが鉄則です。**例えば、インフルエンザに労働者が感染した場合、多くのケースで解熱後48時間経過した後に就業可能としています。もし在宅勤務制度のある企業であれば、労働者のコンディションさえよければ、48時間待たずに在宅勤務で仕事をはじめることができます。極論を言えば、法律で就業が制限されている感染症法1類〜3類や新型インフルエンザに該当しない感染であれば、就業することは可能になります。

2）感染症と就業制限

　ただし次に示すように「伝染性」のある労働者を働かせてはならないと定められています。

①労働安全衛生法　第68条（病者の就業禁止）

　「事業者は、伝染性の疾病その他の疾病で、厚生労働省令で定める
　　ものにかかつた労働者については、厚生労働省令で定めるところ
　　により、その就業を禁止しなければならない」

②労働安全衛生規則　第61条（病者の就業禁止）

　「事業者は、次の各号のいずれかに該当する者については、その就
　　業を禁止しなければならない。ただし、第一号に掲げる者につい
　　て伝染予防の措置をした場合は、この限りでない。
　　一　病毒伝ぱのおそれのある伝染性の疾病にかかつた者
　　　　　…以下省略…」

③感染症予防法　第18条（病者の就業制限）

　1～3類感染症の就業制限

　（1類：エボラ出血熱、クリミア・コンゴ出血熱、痘そう、南米出
　　血熱、ペスト、マールブルグ病、ラッサ熱、他／2類：急性灰白
　　髄炎、結核、ジフテリア、SARS、鳥インフルエンザ、他／3類：
　　コレラ、細菌性赤痢、腸管出血性大腸菌感染症、腸チフス、パラ
　　チフス）

④労働契約法　第5条（安全配慮義務）

　「使用者は、労働契約に伴い、労働者がその生命、身体等の安全を
　　確保しつつ労働することができるよう、必要な配慮をするものと
　　する。」

［上記を受けての］

⑤就業規則による就業制限の規定（各企業によって異なる）[※1]

　上記の①②の伝染性の疾病とはもとは結核を指していましたが、今は条
項を拡大して対象感染症に適応させています。③も伝染性の強い重篤な感
染症です。風疹や季節風インフルエンザは、①～③の法律において就業制
限はありません。しかし④の安全配慮義務の観点から、これらの感染症も
⑤の就業規則によるルールに入れることが望ましいでしょう。

就業規則の整備にあたって、伝染性の度合いを鑑みて、各企業でよいバランスをつくりあげることが重要です。はじめての場合は、人事と相談していったん設定し、1年間通してその運用で問題が発生しないか確認し、翌年度に修正して少しずつ組織に合わせていきましょう。

Ⓑ 産業医が準備する感染症管理の一覧表とは？

　社内や家族に感染者が発生した場合、どのように対応してよいのかわからないことがあります。感染が発生した場合、事前に労働者がどのように行動すればよいのか一覧表を作成しておくと便利です。

　労働者ひとりひとりが知っておくものではなく、管理監督者や人事を中心に規定の存在有無が確認できるものがあるとよいでしょう。

　筆者が作成したサンプルを見てください（表1）。あくまでもサンプルであり、人事と相談して各感染症の特徴を説明しながら決めていきましょう。また職場における感染症については、文献の『いま、企業に求められる感染症対策と事業継続計画』[1] がわかりやすいのでぜひ手にとって計画に活かしてみてください。

　ちなみにこの事業継続計画とは、Business Continuity Plan（BCP）のことです。テロや感染によって事業の継続が危ぶまれるような事態のための計画とアクション表になります。海外では感染症によって会社の機能が著しく低下した場合に、どのようにして事業継続するのか考えています。

　感染症規定を作成する際の重要なポイントは下記となります。

- ●労働者自身が感染した場合の具体的な対応と就業可否、期間
- ●家族や周囲が感染した場合の対応

表1　感染症管理の一覧表（サンプル）

（○：必要　×：不要）

No.	感染症の種類	発生時連絡		診断書提出		季節	発生時本人への対応（就業制限の内容）	出社もしくは就業制限解除の目安	周囲の社員の対応（隣席や常時一緒にいる社員）
		社員本人	家族友人	発生時	解除時				
1	季節性インフルエンザ	○	×	×	×	冬	37.5℃以上の発熱の場合就業禁止	解熱（37.5℃）確認した日を0として2日目から出社可能	手洗い・うがい・マスク（予防接種励行）
2	新型インフルエンザ	○	○	×	×	冬	37.5℃以上の発熱の場合就業禁止	解熱（37.5℃）確認した日を0として2日目から出社可能	手洗い・うがい・マスク
3	麻しん	○	○	○*	×	春〜初夏	就業禁止	発疹が出現した日を0として5日目から出社可能	予防接種歴の確認
4	風疹	○	×	○*	×	春〜初夏	就業禁止	発疹が出現した日を0として7日目から出社可能	予防接種歴の確認
5	水痘	○	×	×	×	冬〜初夏	就業禁止	すべての水疱が痂皮化してから出社	予防接種歴の確認
6	流行性耳下腺炎（ムンプス）	○	×	×	×	年中	就業禁止	耳下腺腫脹確認した日を0日として5日目から出社可能	予防接種歴の確認

＊ 麻しんと風疹の診断書提出について：本サンプルでは、麻しんと風疹の感染力の強さから、迅速かつ適切な対応と記録を必要とする就業上のアクションへ影響を考えた。特に妊婦への影響を考え、昨今は診断書を記載し企業としての対応が明確に実施されていたことを記録に残すことは有用。一方で、インフルエンザ感染症は感染する就業者数が多く、手続き上の煩雑さから企業ごとに決めるのが妥当と思われる

表1 （続き）

感染症の種類		発生時連絡		診断書提出		季節	発生時本人への対応（就業制限の内容）	出社もしくは就業制限解除の目安	周囲の社員の対応（隣席や常時一緒にいる社員）
		社員本人	家族友人	発生時	解除時				
7	流行性角結膜炎	○	×	×	×	夏	マスク勤務・手洗い励行・社外接触制限・在宅勤務励行	発症した日を0として14日目まで就業制限	手洗い励行
8	ノロウイルス	○	×	×	×	冬	就業禁止	発症した日を0として3日目から出社可能	手洗い励行、症状発生時対応周知
9	RSウイルス、アデノウイルス等呼吸器感染症	×	×	×	×	冬	マスク着用下勤務	出社可能：規定不要	マスク着用
10	百日咳	○	×	×	×	春〜夏	マスク着用下勤務	咳消失もしくは抗菌薬5日間終了するまで	マスク着用
11	マイコプラズマ肺炎	○	×	×	×	秋〜冬	マスク着用下勤務	出社可能：規定不要	マスク着用
12	溶連菌	×	×	×	×	通年	なし	出社可能：規定不要	なし
13	結核	○	○	○	○	年中	就業禁止（通達遵守）	保健所連絡、通達に遵守	保健所からの指示に従う
14	手足口病	×	×	×	×	夏	なし	出社可能：規定不要	なし
15	SARS・鳥インフルエンザ	○	○	○	○	—	就業禁止（法令遵守）	法令遵守（2類感染症）	保健所からの指示に従う

最終更新：2018年2月1日
※発生次第、特定の感染症をここに追加する
※「感染症の予防及び感染症の患者に対する医療に関する法律における結核患者の入退院及び就業制限の取り扱いについて」（平成19年10月1日、健感発第1001001）
※学校保健安全法施行規則（2012年4月改正）

C 産業医として対応する感染症対策とは？（事例：風疹）

最後に風疹のことも簡単に触れておきます。2013年の流行以降、風疹の報告は減少傾向でしたが、2018年、2019年と東京を中心に感染が広がり、これに対して厚生労働省は、抗体検査無料化やワクチン接種無料に踏み切りました。この対応は2025年2月末にて終了となっていますが、過去の事例として参考までに以下に記載しておきます。

①対象者：昭和37年（1962年）4月2日〜昭和54年（1979年）4月1日生まれの男性

　※この世代はすでに80％の方で風疹に対する抗体を保有しています
②市区町村からクーポン券[※2]が配布
③**抗体検査の結果十分な量の抗体がない方のみが風疹の定期接種対象**

女性の多い職場では妊娠中の労働者もいますので、このような事例では産業医としてより積極的な対応が求められます。人事はこのあたりどのように進めればよいのかわからないため、適切なアドバイスをしましょう。社内ルールとして決めることは以下となります。

● 就業時間中に労働者に風疹検査や予防接種を受けてもらうのか
● 対象者をリスト化した後、検査の促しや結果報告管理をどこまで行うのか

当然、就業時間中に検査や予防接種に行ってもらったほうが、労働者はやりやすく、また会社も風疹検査や予防接種に関して情報を収集しやすくなります。ただしこうしたルールは人事と相談して決めていきましょう。

※2　健診機関と協力し、クーポンを持参すれば、血液検査の残りで抗体検査の実施が可能となるという取り組みをしている企業もあった

文 献

1）『いま、企業に求められる感染症対策と事業継続計画』（濱田篤郎 他 著），ピラールプレス，2016

2 多様化する労働者

働き方改革で整備が進む制度

A 多様化する労働者

　時代の大きな流れに伴い、労働者がライフステージに応じた働き方を望むなか、国全体は働き方の多様化を促進する施策を次々に打ち出しています。Column（p109）でも紹介したように働き方改革関連法の施行により日本はまさに転換点にいます。**働くTPO：Time（時間）、Place（場所）、Opportunity（機会）**が多様化し、健康に影響を与えるポイントもそれぞれで異なります。

　産業医が知っておくとよい多様化する働き方をリストにしました（**表1**）。これらが複雑に絡み合ってさまざまな状況下で働く労働者が増えています。もちろん企業ごとに制度としてあるものとないものがあるため、全く存在しない場合もあります。労働者が自分のライフスタイルに合った働き方を今後はますます求める時代になるため、企業は積極的にこれらの制度を取り入れることが予想されます。その際に、産業医として心身の健康にかかわるポイントがどこになるのかを頭の隅においておきましょう。

表1 多様化する働き方

分類	働きかた・人の区分	身体や心の健康にかかわるポイント
働く時間 (T)	固定時間制度	一般的な健康障害
	裁量労働制度	仕事に慣れていない新卒や転職者に適応されると長時間労働になりやすい
	フレックスタイム制度	一般的な健康障害
	夜勤交代勤務制度	不眠、生活習慣病（高血圧、糖尿病、肥満）、慢性疲労、発がん性
	夜間勤務制度	不眠、生活習慣病（高血圧、糖尿病、肥満）、慢性疲労、発がん性
働く場所 (P)	オフィス勤務	一般的な健康障害
	在宅勤務（一部、フルタイム）	フルタイムの場合の厳格な労働時間管理、働く環境のストレス
	サテライト勤務	一般的な健康障害
	海外出張高頻度勤務	不眠、生活習慣病（高血圧、糖尿病、肥満）、疲労の蓄積、海外感染、孤独化
働く機会 (O)	有期契約労働者	契約解除などの待遇への不安
	パートタイム労働者	一部待遇への不満、職場の人間関係
	派遣労働者	派遣先での人間関係、派遣先変更に伴う環境変化によるストレス
	業務委託（フリーランス）労働者	契約解除などの待遇への不安、下請け構造になりやすく疲弊しやすい
	副業兼業労働者	総労働時間が増えて長時間労働になりやすい
働く属性	女性労働者	女性特有の疾患（月経・更年期などによる労働生産性の低下）、婦人科がんへの罹患（乳がん、子宮頸がん）
	傷害就労者	原疾患による影響、キャリア形成の難しさ
	外国人就労者	環境に慣れない、孤独化によるメンタル不調、結核
	シニア就労者	がん、筋力低下などによる転倒、環境に慣れない

Ⓑ おすすめの資料

　ここでは発生した場合を想定して、参考資料を紹介します（※タイトルで検索してください）。

■ 働く時間（T）

裁量労働制度・フレックスタイム制度

・現行の労働時間制度の概要（厚生労働省労働基準局提出資料）

　https://www.mhlw.go.jp/content/11909500/000361724.pdf

➡ 労働時間制度をわかりやすく説明している資料です

夜勤交代勤務制度

・夜勤・交代制勤務に関するガイドライン（日本看護協会）

　https://www.nurse.or.jp/home/publication/pdf/guideline/yakin_guideline.pdf

➡ 管理や負担軽減のためのポイントを教えてくれます

・英語：Plain Language About Shiftwork（CDC）

　https://www.cdc.gov/niosh/docs/97-145/pdfs/97-145.pdf

➡ 米CDCがシフト勤務について簡単に説明している資料です

勤務間インターバル制度

・勤務間インターバル制度（厚生労働省）

　https://www.mhlw.go.jp/seisakunitsuite/bunya/koyou_roudou/roudoukijun/jikan/interval/

➡ 普及促進のための有識者検討会関連資料や概要が理解できます

■ 働く場所（P）

在宅勤務（一部、フルタイム）

・テレワークにおける適切な労務管理のためのガイドライン（厚生労働省）

　https://www.mhlw.go.jp/content/000466673.pdf

➡ テレワークで必要な労務管理を網羅的に理解できます

海外出張高頻度勤務

・海外勤務者の健康管理ハンドブック（東京医科大学病院 渡航者医療センター）

　https://www.bis-heal.org/common/data/handbook.pdf

➡ 海外勤務者の健康問題についてまとまっています

■ 働く機会（O）

有期契約労働者

- ・有期契約労働者の雇用管理の改善に関するガイドライン（厚生労働省）

  https://www.mhlw.go.jp/shingi/2008/07/dl/s0729-1d.pdf

  ➡ 契約社員で注意しなければならない労務ポイントがわかります

パートタイム労働者

- ・パートタイム労働者の適正な労働条件の確保のために（厚生労働省）

  https://www.mhlw.go.jp/new-info/kobetu/roudou/gyousei/kantoku/dl/080327-1a.pdf

  ➡ パートタイム労働者の雇用管理のポイントがわかります

派遣労働者

- ・派遣労働者の安全衛生対策について（厚生労働省）

  https://www.mhlw.go.jp/stf/seisakunitsuite/bunya/koyou_roudou/roudoukijun/anzeneisei29/index.html

  ➡ 派遣労働者で注意すべき安全衛生のポイントがわかります

業務委託（フリーランス）労働者

- ・フリーランス白書2018（フリーランス協会）

  https://www.mhlw.go.jp/file/05-Shingikai-12602000-Seisakutoukatsukan-Sanjikan-shitsu_Roudouseisakutantou/ 0000189092_2.pdf

  ➡ フリーランスの実態をアンケート調査を通して理解できます

副業兼業労働者

- ・副業・兼業の促進に関するガイドライン（厚生労働省）

  https://www.mhlw.go.jp/file/06-Seisakujouhou-11200000-Roudoukijunkyoku/0000192844.pdf

  ➡ 副業兼業で発生する諸問題を整理することができます

■ 働く属性

女性労働者

- ・提言 働く女性の健康確保を支援するために（日本産業衛生学会）

  https://www.sanei.or.jp/images/contents/370/Proposal_HWW_Policies_and_Regulations_Committee.pdf

  ➡ 現代の職場における女性の健康増進、健康管理についての課題と対策をまとめています

障害者就労者

・障害者雇用の促進について 関係資料（労働政策審議会障害者雇用分科会
参考資料2）

https://www.mhlw.go.jp/content/11704000/000469913.pdf

➡ 障害者雇用での重要なポイントが45〜49ページに記載されています

外国人就労者

・外国人労働者の雇用に当たっての留意点（神奈川労働局）

https://jsite.mhlw.go.jp/kanagawa-roudoukyoku/hourei_seido_tetsuzuki/gaikokujin_
koyou_taisaku/gaikoyou.html

➡ 外国人労働者に関する注意点を学ぶことができます

シニア就労者

・高齢労働者に配慮した職場改善マニュアル（厚生労働省）

https://jsite.mhlw.go.jp/ishikawa-roudoukyoku/content/contents/000358770.pdf

➡ 高齢労働者が健康障害になりやすいポイント、対応方法を学べます

3 両立支援の取り組み
治療、妊娠出産、不妊治療、介護

　最近の産業保健のトピックでもある"両立支援"についてご紹介します。少子高齢化による今後の労働者力不足の問題やダイバーシティインクルージョンなどの取り組みが進んでおり、今ある労働力を最大限に活用し、誰でも働きやすい社会をつくる取り組みとして両立支援が話題になることが増えてきました。ここでは4つの両立支援「治療」「妊娠出産」「不妊治療」「介護」について取り上げます。

A 治療と就労の両立支援

　ここ近年で注目されているのはなんといっても、がんなどの疾病の治療と就労の両立支援[1] [2] でしょう。病気を抱えながらも、働く意欲・能力のある労働者が、治療の必要性を理由として職業生活の継続を妨げられることなく、仕事を理由として治療機会を逃すことなく、適切な治療を受けながら、就労を継続できるよう支援していく流れができはじめました（図1）。

　厚生労働省からは『事業場における治療と仕事の両立支援のためのガイドライン』[3] が公表されています。労働者が業務によって疾病を増悪させることなどがないよう、事業場において適切な就業上の措置と治療に対する配慮が行われるようにするため、関係者の役割、事業場における環境整備、個別の労働者への支援の進め方などの取り組みをまとめたものです。ガイドラインは産業医が不在の場合でも事業者のみでも対応できるようにつくられていますが、主治医や労働者自身から得た心身の状況をより詳しく把握して、

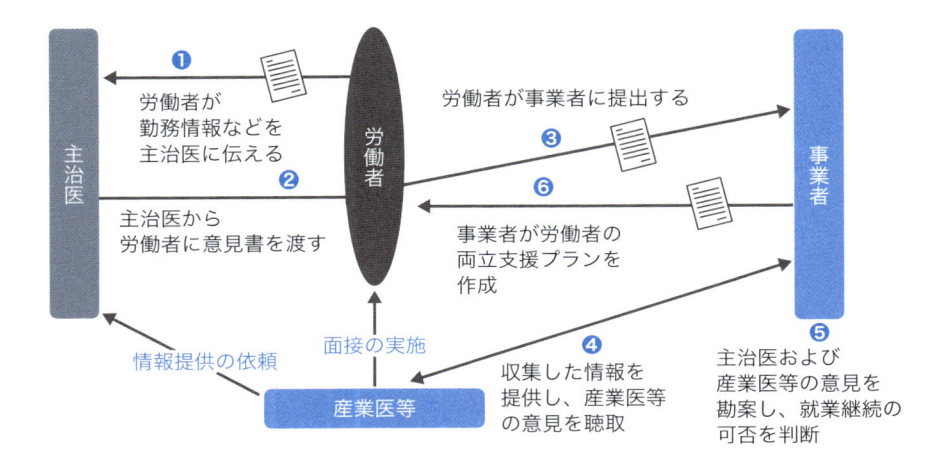

図1　両立支援の基本の流れ
産業医は本人と主治医の意見書をもとに面談を行い、就業継続の可否や就業上の措置、両立支援プラン作成について企業に助言する

就業上の配慮ができるように助言するという意味では、産業医は治療と就労の両立支援において重要な役割を果たすことができるでしょう（図2）。

とはいうものの、今までお伝えしてきたことと同じで、必要な取り組みであっても企業側の関心がなかったりマンパワーが不足しているなどの理由で取り組めないこともあります。まずは契約先の企業に情報提供をしたり、どのように考えているのか？などと話し合うことからはじめるのがよいでしょう。その後、該当する事例が起こった場合に瞬時に対応できるようになっておけば、なおベターです。

また治療と仕事の両立支援の診療報酬として **“療養・就労両立支援指導料”（がんに限る）**[4] が新設されました。病院側や主治医にとってもメリットが生まれるため、これらも利用して主治医との連携を強化していくのも1つでしょう。もし臨床現場で主治医として関与される場合は、患者さんに連携できることなども伝えてください。産業医がいる場合に限りますが、診療報酬にもつながります。

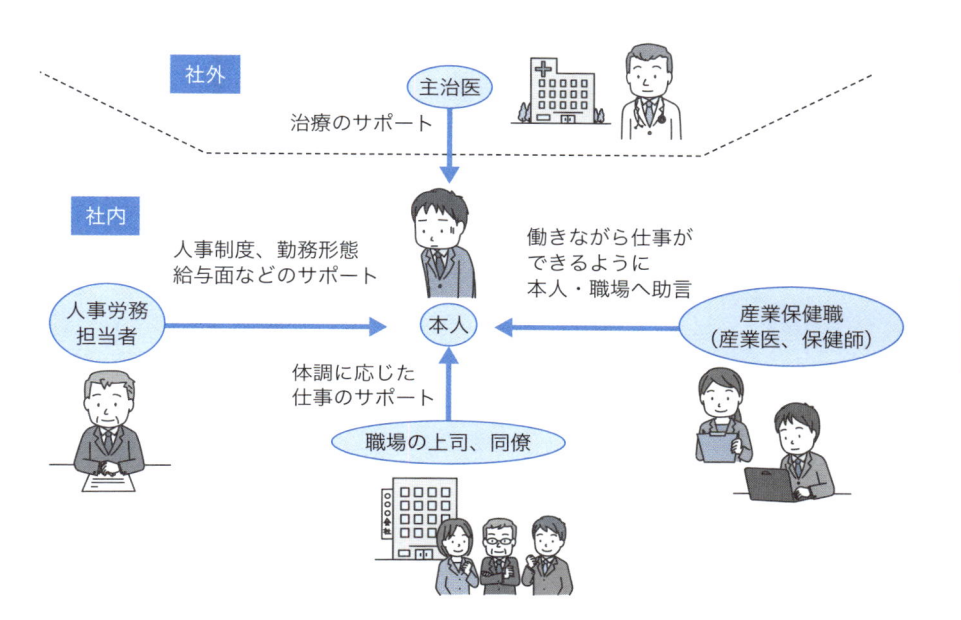

図2　両立支援における連携とサポート

Ⓑ 妊娠出産と就労の両立支援

　"母性保護"については、男女雇用機会均等法や労働基準法にも明記されているため、妊娠中の女性に対する支援はこれまでも整備されてきました。これらの制度によって、"妊娠・出産等を理由とする不利益取り扱いの禁止"を定めていますが、実際には妊娠中に不利益な取り扱いや嫌がらせを受けた人の割合は20.9％にも及び、その大多数がストレスに感じているという報告もあります[5]。仕事のみが要因ではないにしろ、切迫流早産になった場合は、従業員に精神的なダメージを及ぼしたり、長期休業による企業のリスクにもつながる恐れがあります。従業員が不調を認めた場合に使える主治医との連絡ツールに**母性健康管理指導事項連絡カード**（図3）がありますが、利用率4.1％（平成25年）と低く[6]、筆者の経験では、妊娠中にトラブルを認めた患者さんと話していて、「母健連絡カードを知らなかった」という方がほとんどでした。こうしたツールを使うのも1つです。

この先一生ではなく妊娠は一過性であること、働く女性が今後も増えることを考えると、十分なケアや環境整備を行うほうが企業にとっても労働者にとっても得策となるのではないでしょうか[7]。

母性健康管理指導事項連絡カード

令和　　年　　月　　日

事 業 主 殿

医療機関等名..

医師等氏名...印

下記の1の者は、健康診査及び保健指導の結果、下記2～4の措置を講ずることが必要であると認めます。

記

1. 氏 名 等

氏名		妊娠週数		週	分娩予定日	年	月	日

2. 指導事項（該当する指導項目に〇を付けてください。）

症状等		指導項目	標準措置
つわり	症状が著しい場合		勤務時間の短縮
妊娠悪阻			休業（入院加療）
妊娠貧血	Hb9g/dl 以上 11g/dl 未満		負担の大きい作業の制限又は勤務時間の短縮
	Hb9g/dl 未満		休業（自宅療養）
子宮内胎児発育遅延	軽 症		負担の大きい作業の制限又は勤務時間の短縮
	重 症		休業（自宅療養又は入院加療）
切迫流産（妊娠22週未満）			休業（自宅療養又は入院加療）
切迫早産（妊娠22週以後）			休業（自宅療養又は入院加療）
妊　娠　浮　腫	軽 症		負担の大きい作業、長時間の立作業、同一姿勢を強制される作業の制限又は勤務時間の短縮
	重 症		休業（入院加療）
妊　娠　蛋　白　尿	軽 症		負担の大きい作業、ストレス・緊張を多く感じる作業の制限又は勤務時間の短縮
	重 症		休業（入院加療）
妊娠高血圧症候群（妊娠中毒症）	高血圧が見られる場合 軽 症		負担の大きい作業、ストレス・緊張を多く感じる作業の制限又は勤務時間の短縮
	高血圧が見られる場合 重 症		休業（入院加療）
	高血圧に蛋白尿を伴う場合 軽 症		負担の大きい作業、ストレス・緊張を多く感じる作業の制限又は勤務時間の短縮
	高血圧に蛋白尿を伴う場合 重 症		休業（入院加療）
妊娠前から持っている病気（妊娠により症状の悪化が見られる場合）	軽 症		負担の大きい作業の制限又は勤務時間の短縮
	重 症		休業（自宅療養又は入院加療）

図3　母性健康管理指導事項連絡カード（文献7より引用）

症状等		指導項目	標準措置
妊娠中にかかりやすい病気	静脈瘤	症状が著しい場合	長時間の立作業、同一姿勢を強制される作業の制限又は横になっての休憩
	痔	症状が著しい場合	
	腰痛症	症状が著しい場合	長時間の立作業、腰に負担のかかる作業、同一姿勢を強制される作業の制限
	膀胱炎(ぼうこうえん)	軽症	負担の大きい作業、長時間作業場所を離れることのできない作業、長時間一人作業、寒い場所での作業の制限
		重症	休業(入院加療)
多胎妊娠(胎)		軽症	必要に応じ、負担の大きい作業の制限又は勤務時間の短縮 / 多胎で特殊な管理が必要
		重症	負担の大きい作業の制限又は勤務時間の短縮
産後の回復不全		軽症	
		重症	休業(自宅療養)

標準措置と異なる措置が必要である等の特記事項があれば記入してください。

3. 上記2の措置が必要な期間
（当面の予定期間に○を付けてください。）

| 1週間（ 月 日 ～ 月 日） |
| 2週間（ 月 日 ～ 月 日） |
| 4週間（ 月 日 ～ 月 日） |
| その他（ ） |

4. その他の指導事項
（措置が必要な場合は○を付けてください。）

| 妊娠中の通勤緩和の措置 |
| 妊娠中の休憩に関する措置 |

【記入上の注意】
(1) 「4. その他の指導事項」の「妊娠中の通勤緩和の措置」欄には、交通機関の混雑状況及び妊娠経過の状況にかんがみ、措置が必要な場合、○印を記入下さい。
「4. その他の指導事項」の「妊娠中の休憩に関する措置」欄には、作業の状況及び妊娠経過の状況にかんがみ、休憩に関する措置が必要な場合、○印をご記入下さい。
(2) 「4. その他の指導事項」の「妊娠中の休憩に関する措置」欄に○印を付した場合、○印をご記入下さい。

指導事項を守るための措置申請書

上記のとおり、医師等の指導事項に基づく措置を申請します。

令和 年 月 日

所属 _____

氏名 _____ 印

事業主殿

この様式の「母性健康管理指導事項連絡カード」の欄には医師等が、また、「指導事項を守るための措置申請書」の欄には女性労働者が記入してください。

C 不妊治療と就労の両立支援

　近年の晩婚化などを背景に、不妊治療を受ける夫婦が増加しており、"働きながら不妊治療をうける労働者"が増加しています。厚生労働省が実施した不妊治療と仕事の両立に関する調査では、仕事と不妊治療との両立ができず16％の方が離職したとの報告もあり[8]、企業にとって貴重な労働力の損失につながっているといえるでしょう。そこで、厚生労働省から企業向けにリーフレット[9]を作成し、企業の良好事例をあげて紹介しています。また妊娠期と同様に**不妊治療連絡カード**[10]もつくられ、利用をよびかけています。

　良好事例となっている会社では、不妊治療を目的とした休職・休暇制度の制定、不妊治療のための費用の助成、柔軟な働き方が可能な制度（フレックスタイム制度やテレワークなど）が行われています。まだ取り組んでいる企業はわずかですが、今後ニーズが高まってくる支援の1つと考えられています。

D 介護と就労の両立支援

　高齢人口は増え続けており、介護を必要とする人も毎年増加しています。その影響を受け、介護をしながら仕事を続けている労働者も増えてきました。家族の介護や看護により離職する人は年間10万人と言われており、今後も増えていくことが懸念されています。特に50代前後あたりから増えはじめ、「最近元気がない」と周囲から指摘されて産業医面談に来た人の話を深く掘り下げて聞いていくと「実は親の介護で週末は実家を往復してて…」「妻の親が介護が必要で実家に帰っており、家の家事は自分が担当するようになって…」などの悩みを抱えていらっしゃる場合があります。兄弟や家族がいる場合はまだ負担は分散されるのですが、1人で背負われている場合は「自分がなんとかしなければならない」と意気込まれていることが多いです。

　産業医ができることは限られていますが、会社の制度として、育児・介護休業法に基づき介護休暇が制定されていること、時間外制限や所定労働

時間の短縮などの制度があるため、辞める前に制度を使ってみるように説明したり[11][12]、また行政の相談窓口を紹介し、1人で抱えすぎないように助言することは可能でしょう。

Ｅ 産業医として何ができるか

　これらの両立支援の取り組みは基本的には、企業が中心に制度をつくったり、相談窓口を設けたりしている段階です。大企業では積極的に進めているところも出てきていますが、中小企業ではまだ手つかずという企業も多いでしょう。まずは契約先の企業には制度があるか？どういった方針であるか？などを確認していきましょう。残念ながら現状としては、少人数のギリギリで仕事を回しているので、100％のパワーを発揮できないと雇いたくないという企業もあります。サポートしてくれる従業員に少なからず負担がかかるのも事実です。そのためまずは、会社の方針を確認し、どこまでならこの企業では対応できそうか探りながら進めていくのがよいでしょう。「どうせできない」といって手を引いてしまうのではなく、「何かできることはないか？」という視点で臨むのが大切です。

　産業医の仕事ではないのでは、と思われるかもしれません。しかし、従業員の方から教えてもらったこと、いろいろな経験を擬似体験していることが、違う誰かの役に立つことにつながり、産業医としても成長できるのではないかと考えています。産業医をはじめたばかりの頃、指導医の先生方の面談に陪席していつも「なんでこんなことも知っていらっしゃるのだろう」と思うことがよくありました。よい産業医とはいろいろなことを知っていて、おせっかいなくらいがちょうどよいのではないかと思っています。

文献

1）治療と職業生活の両立等の支援の現状について（厚生労働省）
https://www.mhlw.go.jp/stf/shingi/2r98520000023wrx-att/2r98520000023wzb.pdf
2）がんに罹患した労働者に対する治療と就労の両立支援マニュアル（独立行政法人 労働者健康安全機構）
https://www.johas.go.jp/Portals/0/data0/kinrosyashien/pdf/bwt-manual_cancer.pdf
3）事業場における治療と仕事の両立支援のためのガイドライン
https://www.mhlw.go.jp/content/11200000/000490701.pdf

4）治療と仕事の両立支援に関する診療報酬の新設について（厚生労働省）

5）働く女性の妊娠に関する調査（日本労働組合総連合会）
https://www.jtuc-rengo.or.jp/info/chousa/data/20150223.pdf

6）「平成25年度雇用均等基本調査」の概況
https://www.mhlw.go.jp/toukei/list/dl/71-25r-07.pdf

7）妊娠と出産をサポートする女性やさしい職場づくりナビ
https://www.bosei-navi.mhlw.go.jp/

8）平成29年度厚生労働省 不妊治療と仕事の両立に係る諸問題についての総合的調査研究事業
https://www.mhlw.go.jp/file/04-Houdouhappyou-11910000-Koyoukankyoukintoukyo-ku-Koyoukikaikintouka/0000197931.pdf

9）リーフレット 「仕事と不妊治療の両立支援のために〜働きながら不妊治療を受ける従業員へのご理解をお願いします〜」
https://www.mhlw.go.jp/bunya/koyoukintou/pamphlet/dl/30a.pdf

10）不妊治療連絡カード
https://www.mhlw.go.jp/file/04-Houdouhappyou-11910000-Koyoukankyoukintoukyo-ku-Koyoukikaikintouka/0000197934.pdf

11）仕事と介護の両立支援
https://www.mhlw.go.jp/stf/seisakunitsuite/bunya/koyou_roudou/koyoukintou/ryou-ritsu/model.html

12）仕事と介護の両立支援ガイド（厚生労働省）
https://www.mhlw.go.jp/content/000490099.pdf

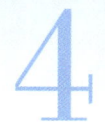

4 健康経営

健康経営推進の動き

NPO 法人健康経営研究会は健康経営[※1]を "**「企業が従業員の健康に配慮することによって、経営面においても大きな成果が期待できる」との基盤に立って、健康管理を経営的視点から考え、戦略的に実践すること**" と定義しています[1]。

以前から健康経営については考えられてきましたが、大々的に知られるようになったのは、2014 年に経済産業省と東京証券取引所が "健康経営銘柄" として認定をはじめてからです[2]。大企業を中心に "健康経営銘柄" または "健康経営優良法人（ホワイト 500）" に認定されるために、今まで社員の健康にそこまで力を入れてこなかった企業も興味を示しており、まさにブームとなっています。

中小企業や行政にまで取り組みは広がっており、もし契約先の企業が健康経営に興味を示している場合は取り組みをはじめるチャンスです。毎年、健康経営銘柄に選定された企業の取り組みに関するレポートも公開されており、良好事例を知るのに有用です。また興味がなかった場合においても、同じ業種で同じくらいの規模の企業が取り組んでいる情報などを伝えると関心をもってくれる場合もあります。

まずは年に 1 回行われている健康経営の調査に応募してみるのも 1 つです。さまざまな項目が含まれ毎年調査項目も改変されており、2019 年は表 1 のような項目でした。

※1　"健康経営" は NPO 法人健康経営研究会の登録商標です

表1　健康調査（サンプル）

大項目	中項目	小項目	評価項目	該当設問	要件
1. 経営理念（経営者の自覚）			健康宣言の社内外への発信（アニュアルレポートや統合報告書等での発信）	Q12健康保持・増進に対する全社方針を明文化している & Q13情報開示している（※）	必須
2. 組織体制		経営層の体制	健康づくり責任者が役員以上	Q17責任者が経営トップ又は担当役員	必須
		保険者との連携	健保や保険者と連携	Q22健保等保険者と協議	必須
3. 制度・施策実行	従業員の健康課題の把握と必要な対策の検討	健康課題の把握	①定期健診受診率（実質100%）	Q24（a）一般定期健康診断受診率が100%	左記①～⑮のうち12項目以上
			②受診勧奨の取り組み	Q25任意健診・検診の受診勧奨を実施 or Q26一般定期健康診断、任意健診・検診後に医療機関への受診勧奨を実施（※）	
			③50人未満の事業場におけるストレスチェックの実施	Q27①ストレスチェックの実施範囲が50人未満の事業所を含めて全ての事業所で実施	
		対策の検討	④健康増進・過重労働防止に向けた具体的目標（計画）の設定	Q29（c）健康課題に対して具体的な数値目標を策定し、実施（責任）主体、期限を定めている	
	健康経営の実践に向けた基礎的な土台づくりとワークエンゲイジメント	ヘルスリテラシーの向上	⑤管理職又は従業員に対する教育機会の設定 ※「従業員の健康保持・増進やメンタルヘルスに関する教育」については参加率（実施率）を測っていること	Q30管理職教育を実施 or Q31従業員教育を実施し、参加率を測定（※）	
		ワークライフバランスの推進	⑥適切な働き方実現に向けた取り組み	Q32労働時間適正化施策を実施	
		職場の活性化	⑦コミュニケーションの促進に向けた取り組み	Q37祭り、運動会などの施策を実施	
		病気の治療と仕事の両立支援	⑧病気の治療と仕事の両立の促進に向けた取り組み（⑮以外）	Q38 & Q38SQ1メンタルヘルス不調以外の疾病を対象とした職場復帰、両立支援策を実施（※）	
	従業員の心と身体の健康づくりに向けた具体的対策	保健指導	⑨保健指導の実施及び特定保健指導実施機会の提供に関する取り組み ※「生活習慣病予備群者への特定保健指導以外の保健指導」については参加率（実施率）を測っていること	Q40保健指導を実施し、参加率を測定 & Q39特定保健指導の実施率向上に向けた施策の実施（※）	
		健康増進・生活習慣病予防対策	⑩食生活の改善に向けた取り組み	Q42健康に配慮した食事の提供、朝食の提供等を実施	

大項目	中項目	小項目	評価項目	該当設問	要件
3. 制度・施策実行	従業員の心と身体の健康づくりに向けた具体的対策	健康増進・生活習慣病予防対策	⑪運動機会の増進に向けた取り組み	Q43スポーツジム等への利用補助、体操等の施策を実施	
			⑫女性の健康保持・増進に向けた取り組み	Q44 or 45女性の健康保持・増進に向けた施策を実施（※）	
		感染症予防対策	⑬従業員の感染症予防に向けた取り組み	Q47 感染症対策を実施	
		過重労働対策	⑭長時間労働者への対応に関する取り組み	Q33長時間労働者対応策を実施	
		メンタルヘルス対策	⑮メンタルヘルス不調者への対応に関する取り組み	Q38 & Q38SQ1メンタル不調者を対象とした職場復帰、両立支援策を実施（※）	
		受動喫煙対策	受動喫煙対策に関する取り組み	Q48全面禁煙 or 完全分煙の事業所のみが存在（※）	必須
	取組の質の確保	専門資格者の関与	産業医又は保健師が健康保持・増進の立案・検討に関与	Q53産業医又は保健師等の医療専門職が関与	必須
4. 評価・改善		取り組みの効果検証	健康保持・増進を目的とした導入施策への効果検証を実施	Q56 導入施策の効果検証を実施	必須
5. 法令遵守・リスクマネジメント			定期健診を実施していること（自主申告）		必須
			健保等保険者による特定健康診査・特定保健指導の実施（自主申告）		
			50人以上の事業場におけるストレスチェックを実施していること（自主申告）		
			従業員の健康管理に関連する法令について重大な違反をしていないこと（自主申告）		

※青字は昨年からの変更点
※該当設問の「&」は、該当設問をいずれも実施している事が条件 。「or」は、いずれか実施している事が条件
（文献3より引用）

　調査票は毎年見直しが行われていますので、確認が必要です。健康経営を進めるうえで最も大切なことは、経営トップに関心をもってもらい、協力して進めていくことです。そのうえで体制や施策を検討していきます。施策については、興味のあることや法令で定められていること（健診受診率100％）などを優先的に行うとよいでしょう。ただイベントをやっただけの自己満足にならないように注意が必要です。

この調査票に回答することも労力は必要とするのですが、返却された結果を見ることで何が足りないのか、どこから手をつけるべきなのか、がわかるので、企業の意識づけにもつながります。筆者も衛生委員会で紹介した結果、ホワイト企業をめざして頑張りたいといって意識が変わった企業もありました。

Ⓑ "攻め" の取り組みと "守り" の取り組み

　健康経営が盛り上がる一方で、産業保健の専門職として危惧する部分もあります。その1つは、「健康増進」の"攻め"の取り組みばかりが注目され、「業務起因性疾病の予防」や「有害物質や要因のリスクマネジメント」などの"守り"の取り組みが見落とされることです。原則、この"守り"ができたうえで、法令遵守にも関係する"攻め"ができるといえるでしょう。

　しかし健康経営銘柄に選定された企業の報告書を分析してみると、大多数の企業が"攻め"の取り組みであり、"守り"の取り組みに着眼している企業はわずかでした（表2）。"守り"の取り組みは、経営者が健康課題を認識し、戦略的に進めていくうえで重要な土台となる部分ではありますが、専門的な知識を要するため、産業保健の専門職が関与しない場合、"攻め"の活動ばかりになってしまう可能性があります。よりよい健康経営を推進

表2　企業の取り組み例

攻めの取り組み	守りの取り組み
健康増進活動など、福利厚生の取り組み	業務起因性疾病の予防、有害物質や要因のリスクマネジメントなど法令遵守
● 駅伝大会や運動会などの健康づくりイベントの実施 ● 事務やスタジオ、プールなどの整備 ● マインドフルネスや座禅などセルフケアのためのセミナー開催 ● 社員食堂でヘルシーメニューの提供や食育セミナー	● 有害因子のリスクアセスメント、リスク軽減対策 ● 労働衛生教育による労働衛生対策の周知徹底 ● 法廷の特殊健診に加えて、リスクベースの自主的な特殊健診 ● 長時間労働対策

するには、企業の経営理念と方向性が一致した"攻め"と"守り"を取り入れた産業保健活動が重要であり、それを専門家の立場で助言し推進できる産業保健専門職の関与は必須だと考えられます。このブームをきっかけに、ぜひ各企業にあった形で、土台のしっかりした産業保健体制を整えましょう。

文献

1）健康経営研究会　http://kenkokeiei.jp/whats
2）健康経営の推進（経済産業省）
　https://www.meti.go.jp/policy/mono_info_service/healthcare/kenko_keiei.html
3）平成30年度　健康経営度調査　調査票【サンプル】（経済産業省）
　https://www.meti.go.jp/policy/mono_info_service/healthcare/downloadfiles/2018chosahyo_sample.pdf
● 選定企業紹介レポート「健康経営銘柄2019」（経済産業省，JPX）
　https://www.meti.go.jp/policy/mono_info_service/healthcare/downloadfiles/meigara_report2019.pdf
● 健康経営優良法人取り組み事例集（経済産業省）2019
　https://www.meti.go.jp/policy/mono_info_service/healthcare/downloadfiles/kenkokeieiyuryohojin_jireisyu.pdf
● 川島恵美：花王グループ健康宣言に基づく健康経営．健康開発科学 21：41–45，2017
● 『企業・健保担当者必携！成果の上がる健康経営の進め方』（森 晃爾 著），労働調査会，2016

Column

産業医関連勉強会の紹介

　産業医の資格をとるための50単位の研修が終わり申請すると、無事に産業医の第一歩がはじまります。しかし臨床とは異なり、誰かが指導してくれるわけではなく、その後の教育プログラムはまだ十分にできていないのが現状です。「産業医としてはじめたけど、これでいいの？」「よくわからないけど続けている…」という声もよく聞きます。そこで、ここでは産業医関連の勉強会に関してご紹介します。

主な産業医関連の勉強会

①日医認定産業医制度指定研修会

https://www.sangyo-doctors.gr.jp/seminar/
日本医師会が提供している研修会を紹介するサイトです。
　単位が取れる研修会情報を地域ごとに検索できたり、産業保健関係団体が実施している研修会が一覧になっていたり、過去の動画を閲覧することも可能で、初心者の方でも利用しやすいです。

②産業医科大学が主催している研修会

https://www.uoeh-u.ac.jp/industryCo/symposium.html
　産業医科大学では様々なニーズに対応するために研修会の機会を設けています。

【 産業医学基本講座 】

https://www.uoeh-u.ac.jp/medical/training/course.html

　産業医活動の基礎から実践まで体系的・集中的に学べる研修講座です。研修期間は長く費用もかかりますが、東京と北九州で開催されており、その道の専門の先生からみっちりと基礎から産業医学を学ぶことができます。講座の全授業科目の履修認定を受けた方は、産業医学基本講座修了認定書（産業医科大学産業医学ディプロマ）を授与され、「労働衛生コンサルタント（保健衛生）試験」の筆記試験が免除されたり、社会医学系専門医制度資格認定試験の受験資格の一つとなっている「基本プログラム」を修了したものと認められています。本格的に産業医を続けていきたいと考えている方にお勧めの講座です。

　その他にも、産業医学実践研修や産業医学実務講座、産業医科大学プレミアムセミナーなどが開催されており、ご自身の関心のあるテーマや伸ばしたいと考えているスキルに応じて選択されるとよいでしょう。

トピックス編

③産業医プロフェッショナルコース

https://sangyo-ibukai.org/p.html

　日本産業衛生学会の産業医部会が開催している研修会で、すでに産業医として活動されている先生方を対象に、より専門的な技能の向上を目的として企画した実践的な研修コースです。毎年新しいテーマで研修会が開催されているため、スキルアップを目指す先生方が集う機会にもなっています。

④産業医アドバンスト研修会

https://johta.jp/

　産業医の実践力となる７つの力を向上させることを目的にelearningで全国の先生に配信をしています。会員になると、各分野で活躍している産業医の先生による動画の閲覧、毎月更新される講話資料のダウンロードが可能、オンラインイベントへの参加などが可能となり、全国どこにいても産業医のスキルをアップでき、仲間をつくる機会にもなります。

⑤ 産業医学推進研究会 (OHAS)

https://www.sansuiken.org/misc/ohas.html

　産業医を始めて興味を持ち、専門医も取りたいと思った場合には日本産業衛生学会の専門医を取得するのも一つでしょう。専門医試験を受ける前にはこちらのOHASという2日間の研修会を受講して受験することをお勧めします。過去の試験問題を題材にレクチャー形式、グループワーク、プレゼンテーションなど試験問題を模倣した実践的なプログラムになっていることが特徴です。

⑥ 日本産業衛生学会

https://www.sanei.or.jp/

　この学会は、"産業衛生に関する学術の振興と、勤労者の職業起因性疾患の予防及び健康維持増進を図り、もってわが国の学術と社会の発展に寄与すること"を目的に1929年に創立されました。産業保健・労働衛生分野の研究者、産業保健実務者や衛生行政関係者など様々な職種の方が所属しています。年に2回、学術集会が開催されています。産業衛生学は、働く人を取り巻く社会環境の変化によって、取り組むべき課題が変化するのが特徴であり、最新の話題や知見を得るのによい機会となるでしょう。またネットワークの構築や他企業での実際の取り組み事例なども学ぶことができるため、日々の活動にも活かすことができるでしょう。

　また他の臨床科目と同じように日本産業衛生学会の専門医や指導医を取得することが可能です。「専門医を取得しても実務上で役に立つのか？」と聞かれることはありますが、他の臨床科の専門医取得と同じように、改めて産業衛生を体系的に学ぶ機会にもなり、同時に産業医学の学問的な面白さにも気づくきっかけになりますので、ぜひ目指してみましょう！

https://ssl.jaoh-caop.jp/index.html

⑦ 日本産業保健法学会

https://jaohl.jp/

　この学会は、産業保健を法的側面からも推進することや、産業保健にかかる法的問題をリファーできる専門家を増やすこと、産業保健実務者に法を踏まえた問題解決能力を高めていただくこと、高めるための手法を探究することなどを目的に発足しており、医療職だけではなく弁護士や社会保険労務士などの他分野の専門家も多数所属している学会です。研修会やelearningで学ぶ機会も提供されており、過去の判例や法律の解釈を学ぶことは産業医としてのスキルを向上させることにも役に立ちます。

⑧ 職場のメンタルヘルス専門家養成プログラム
UTokyo Occupational Mental Health Training Program (TOMH)

https://www.tomh.jp/

　京大学大学院医学系研究科デジタルメンタルヘルス講座・精神保健学分野で開催されている職場のメンタルヘルスの専門家を養成するための研修プログラムです。メンタルヘルス対策を包括的に学ぶことができ、参加者も産業医・精神科医、産業看護職、社会保険労務士、心理士、人事担当者など他職種の方も多く参加されるため、職場のメンタルヘルスに関する知識と技術を職種横断的に学ぶことができます。

　これら以外にも、化学物質による労働災害を防止するために2023年3月に化学物質の自律的管理が開始となりました。産業医も事業所から相談を受けることが増えており、オキュペイショナルハイジニストの資格を取得する方も出てきています。有害物質に関する事業所を担当され、もっと詳しく勉強してみたいという方にはお勧めの講座と資格です。

https://www.jawe.or.jp/kosyu/kosyuhygienist.html

おわりに

　産業医は臨床をしているとき以上に孤独を感じるという声も多く、最初の一歩を踏み出すためにも、継続していくためにも、産業医のネットワークをもっておくことはとても大切です。これらの勉強会に顔を出すことは、自らのスキルの向上とともにネットワークづくりにもつながるでしょう。ぜひめざす産業医像に合わせて選択し、参加してみてください。

産業保健に関するおすすめの本

レベル
目安

★　　初級：経験の浅い産業医の先生向け

★★　中級：一通り実務を経験しさらに知識を深めたい先生向け

★★★ 上級：専門医や労働衛生コンサルタント等の資格を取得したい先生向け

①産業保健ハンドブック　改訂22版　★

森 晃爾 編、A5判、104頁、本体700円、労働調査会 発行、2024

法令の改正に合わせて改訂があり、産業保健の全般についてまとまっています。まずはこの本で各項目をチェックして概要を押さえておくのがおすすめです。またこの産業保健ハンドブックはシリーズになっており、『嘱託産業医のためのＱ＆Ａ』や『写真で見る職場巡視のポイント』などもわかりやすいと思います。

②産業医の職務Q&A　第10版増補改訂版　★★

産業医の職務Ｑ＆Ａ編集委員会 編、B5判、566頁、本体3,200円、産業医学振興財団 発行、2015

産業医業務におけるふとした疑問に対して、Q&A形式でまとまっているため、ニーズに合わせて使いやすい1冊です。少し産業医の業務に慣れてきたころに改めて読み直すと、また新しい学びが得られると思います。

③労働衛生のしおり　令和6年度　★★

中央労働災害防止協会 編・発行、B6判、420頁、本体750円、2024

毎年夏頃に発売され、労働衛生に関する事項がまとめられています。最新の労働衛生に関する統計やトピックスなどについても特集されています。有害業務などにも対応しているため、職場巡視などでポケットに入れておくと非常に便利な1冊です。労働衛生コンサルタントの試験対策にも役立ちます。

④産業保健ストラテジー（全5巻）　★★★

大久保利晃 総監修、B5判、各巻 本体5,000円（1〜5巻セット価格22,000円＋税）、
バイオコミュニケーションズ株式会社 発行
第1巻　産業医ストラテジー（浜口伝博 監修）、330頁、2013
第2巻　健康診断ストラテジー（森 晃爾 監修）、374頁、2014
第3巻　適正配置・両立支援ストラテジー 第2版（堀江正知 監修）、376頁、2019
第4巻　職場面接ストラテジー 第2版（林 剛司 監修）、336頁、2018
第5巻　職場巡視ストラテジー（宮本俊明 監修）、406頁、2015
〈 2025年に順次改訂予定 〉

産業医活動の全貌について、専門的な産業医の立場での経験や戦略を体系的に学ぶことができる5冊のシリーズ本。まずは全シリーズを牽引する先鋒であるといわれる第1巻の産業医ストラテジーから手に取り、読み進めるのもおすすめです。

⑤使える！健康教育・労働衛生教育65選　★

森 晃爾 編、B5判、416頁、本体3,800円、日本労務研究会 発行、2020

毎月の衛生講話を作る時間がない、どんなテーマがいいんだろう？と悩まれる方におすすめ。企業のニーズや季節などに合わせて健康教育・労働衛生教育に使える55のテーマのスライドがPPTで入手できます。

⑥産業保健スタッフのための教え方26+5の鉄則
〜イケてる健康教育はインストラクショナルデザインで作る！　★ 〜 ★★

柴田喜幸 著、B5判、152頁、本体1,400円、中央労働災害防止協会 発行、2022

一歩進んだ衛生講話や社内研修をしたい！と思う方におすすめです。受講者を引き込むエッセンスや技が詰まった1冊です。

⑦Q&A ストレスチェック実施ガイド
〜職場のメンタルヘルス対策への活用と留意点　★★

小笠原六川国際総合法律事務所、浜口伝博 編著、A5判、276頁 、
本体2,200円、清文社 発行、2015

ストレスチェックに関して何から手にすればよいかわからない場合、厚生労働省のストレスチェックマニュアルだけではなく、この本を読むと全体の構造がわかりやすく理解できます。

⑧産業医・産業保健スタッフのための特定健診・特定保健指導のQ&A ★

浜口伝博 著、A5判、124頁、本体800円、日本労務研究会 発行、2008

産業医の仕事をしているとどうしても健康保険組合で行われている仕事についても質問を受けることがあります。産業医として特定健診・特定保健指導が、健康診断とどう違うのか、産業医としてどう関わればよいのかを明確に答えられることは大切です。非常にわかりやすく書いてありすぐに読める本です。

⑨第2版 人事担当者が知っておきたい、⑩の基礎知識。⑧つの心構え。 ★

労務行政研究所 編、A5判、328頁、本体3,000円、労務行政 発行、2024

産業医は人事の労務管理の中で仕事をすることが多いため、人事がどのような仕事をしているのかを知るだけで、仕事の目線が変わります。この本は人事担当者向けではあるものの、産業医が知っておくと人事と話をすることができ、より関係性を作る一助になるでしょう。iCARE社内の保健師の必読本にしています。

⑩健康管理は従業員にまかせなさい
～労務管理によるメンタルヘルス対策の極意 ★★

高尾総司 他 著、A5判、272頁、本体1,600円、保健文化社 発行、2023

メンタルヘルスから健康診断、過重労働まで幅広く考え方を学ぶことができます。同時に、今までの医療的健康管理の限界とそこに足りない業務的医療健康管理、すなわち企業リスクという考え方を入れながら合わせていくことの重要性を知ることができます。iCARE社内の保健師の必読本にしています。

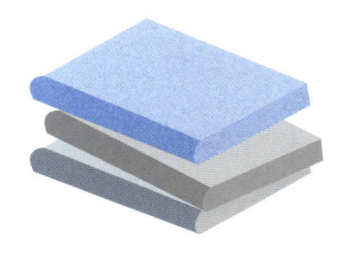

索　引

おわりに

　読み終わっていかがでしたか。読み終わった方は「プロ産業医への第一歩」を踏み出したといえるのではないでしょうか。本書で学んだことをどのように産業医実務に生かすかはあなた次第です。「プロ産業医」という名前には、労働者の健康を守り、企業の価値を見出すために何ができるかを常に考え、学び続ける姿勢をもつ産業医が増えてほしいという思いを込めています。ぜひ産業医のおもしろさや醍醐味を知り、プロの産業医を目指しスキルを向上させてください。

　本書の執筆にあたり、産業医がとても楽しくてやりがいのある仕事であることが伝わるように、バックグラウンドが違う川島と山田で、「最初の一歩に本当に必要なことは何か？」「何を最初に知りたいか？」を何度も話し合いながら内容を構成しました。読者の皆様のお役に立てば幸いです。なお本書は株式会社iCAREで定期的に開催していたプロ産業医オンラインセミナーの資料を元に作成しました。このセミナーは勉強会に参加できない忙しい子育て中の女性産業医の先生や地方にいる産業医の先生に、明日から使える産業医の技術を共有したいということで初心者向けに開催をしています（p195参照）。

　産業医は臨床医以上に相談できる人がいません。孤独な気持ちになったり、これでいいのだろうかと悩むことも多くあります。そういった悩みを解決するためには産業医学や産業保健のことについて熱く語れる仲間を作ること何より大切だと思います。仲間ができると産業医としてのキャリアが何倍にも楽しくなると思います。

　いろいろなバックグラウンドの先生方が、その先生らしいスタイルで産業医としてもご活躍されることを期待しています。

　最後に、今回の発行にご尽力いただいた羊土社の間馬さん、杉田さん、ならびに関係者の皆様に心から御礼を申し上げます。

2019年11月

川島恵美　山田洋太

著者プロフィール

川島 恵美 Megumi KAWASHIMA

花王株式会社人財開発部門健康開発推進部　全社産業医
産業医科大学産業生態科学研究所産業保健経営学　非常勤助教

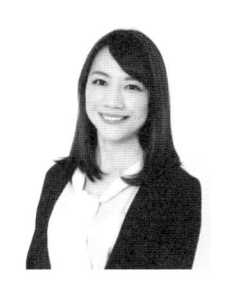

2010年産業医科大学卒業。

初期研修終了後、滋賀医科大学産科学婦人科学講座にて後
期研修。「就労女性の健康を産業医の立場から支援したい」
という思いから産業医の道へ。産業医科大学産業医実務
研修センターで修練した後、2014年から花王株式会社を
中心とし、複数企業にて産業医として従事。

日本産業衛生学会専門医 / 社会医学系専門医 / 労働衛生コンサルタント
X(旧twitter)アカウント：@ProOHP

山田 洋太 Yota YAMADA

株式会社 iCARE　代表取締役 CEO
厚生労働省 VDT 健診の見直し検討会の委員

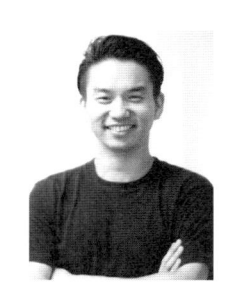

2004年金沢大学医学部卒業。

沖縄県立中部病院で研修後、公立久米島病院で離島医療
を実践。病院経営難から慶応ビジネススクールで経営管理
を学ぶ。大学院卒業後、経営企画室室長の立場で病院経
営に関わる。単月黒字達成後、働くひとと組織の健康を創る
VISION を掲げる iCARE で健康労務テック Carely を提供開始する。浜口伝博先生
を師事、伝塾1期生として産業医の研鑽を積みながら、IT 企業を中心に嘱託産業
医活動に従事。厚生労働省「第2回 柔軟な働き方に関する検討会」にて産業医の
立場から提言。厚生労働省や経済産業省、企業からの講演も多数実施。

総合内科専門医 / 日本医師会認定産業医 / 社会医学系専門医 / 労働衛生コンサル
タント
X(旧twitter)アカウント：@yotayamada

【注意事項】本書の情報について

　本書に記載されている内容は，発行時点における最新の情報に基づき，正確を期するよう，執筆者，監修・編者ならびに出版社はそれぞれ最善の努力を払っております．しかし科学・医学・医療の進歩により，定義や概念，技術の操作方法や診療の方針が変更となり，本書をご使用になる時点においては記載された内容が正確かつ完全ではなくなる場合がございます．また，本書に記載されている企業名や商品名，URL等の情報が予告なく変更される場合もございますのでご了承ください．

> ※ p194 〜 201 につきましては、2025 年 2 月時点での情報に更新しています。
> 今後も変更されていく可能性がございますことご了承ください。

産業医はじめの一歩

「働く人・企業」のニーズをつかむ！基本実務の考え方と現場で困らない対応

2019 年 11 月 20 日　第 1 刷発行	著　者	川島恵美、山田洋太
2025 年　3 月 25 日　第 3 刷発行	発行人	一戸裕子
	発行所	株式会社 羊 土 社
		〒 101-0052
		東京都千代田区神田小川町 2-5-1
		TEL　　03 (5282) 1211
		FAX　　03 (5282) 1212
© YODOSHA CO., LTD. 2019		E-mail　eigyo@yodosha.co.jp
Printed in Japan		URL　　www.yodosha.co.jp/
	装　幀	ペドロ山下
ISBN978-4-7581-1864-4	印刷所	株式会社加藤文明社印刷所

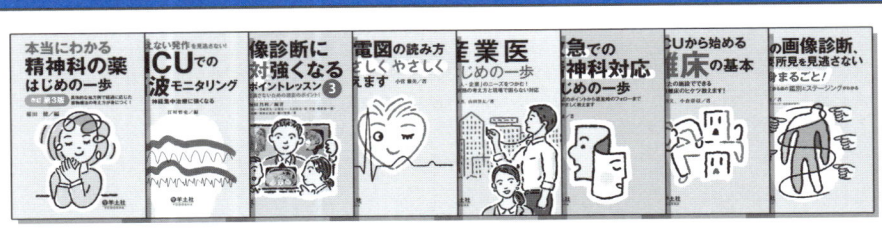